Larissa de Andrade Pedrosa

A NOVA DRENAGEM

Drenagem Venosa Manual
e o Futuro Brilhante da Saúde Vascular

Parte 3

Ed.I
2024

Aviso Legal

Informações Técnicas do Livro - Parte III

ítulo: A Nova Drenagem: Drenagem Venosa Manual e o Futuro Brilhante da Saúde Vascular - arte III

utora: Larissa de Andrade Pedrosa

dição: 1ª edição, 2024

SBN: 978-65-266-2659-7

úmero de páginas: 121

ormato: A5 (148 x 210 mm)

cabamento: Brochura com orelha

ipo de Papel: Couche 150g

dioma: Português

ategoria: Saúde, Massagem e Reflexoterapia, Estética, Saúde e Fitness, Medicina, Didáticos

alavras-chave: Saúde, massagem, fisioterapia, estética, drenagem

ditora: Clube de Autores, Joinville, SC

Dedicatória

Acima de tudo, dedico esta obra, primeiramente, aos meus pais, que me deixaram um legado de vida belo e exemplar, e ao meu filho. Dedico-a também aos meus irmãos e a toda a minha família. Estendo essa dedicatória aos profissionais comprometidos em promover uma melhor saúde vascular e qualidade de vida para seus pacientes e clientes.

Dedicatória

Agradeço profundamente a todos os membros da minha família, cujo apoio constante tem sido inestimável. Aos colegas e amigos, sou grata pela força e pelo encorajamento em cada etapa dessa jornada. Um agradecimento especial ao meu filho, que, nos momentos mais desafiadores, sempre me ofereceu palavras de incentivo e motivação. Ao André Moniz, expresso minha sincera gratidão por aceitar o desafio de criar as engenhosas artes digitais que dão vida a estas páginas. Sua dedicação e talento transformaram o impossível em uma obra brilhante e inspiradora.

Sumário

Sumário

Introdução

Caro(a) leitor(a), seja bem-vindo(a) à fase mais impactante desta coletânea! Nesta parte, intitulada "A Nova Drenagem, Drenagem Venosa Manual e o Futuro Brilhante da Saúde Vascular, Parte 3", exploraremos os princípios dessa inovadora terapia manual, com ênfase no retorno venoso e sua aplicação nas práticas clínicas, estéticas e terapêuticas. Após apresentar nas primeiras partes os processos fisiológicos que sustentam a saúde e o equilíbrio do organismo, além de informações detalhadas sobre A Nova Drenagem, agora mergulharemos em descobertas que evidenciam a eficácia da drenagem venosa manual na promoção da saúde vascular e da qualidade de vida.

Ao investigar os mecanismos da circulação sanguínea, identifiquei diversos fatores que modulam esses processos, destacando os benefícios à saúde vascular, tanto em efeitos diretos quanto indiretos. Condições que afetam a circulação podem comprometer a funcionalidade do organismo, e a Nova Drenagem se posiciona como uma aliada eficaz na prevenção e mitigação desses distúrbios.

Diante das consequências de deficiências circulatórias, desenvolvi uma abordagem voltada para a otimização do retorno venoso, elemento-chave no alívio de desconfortos circulatórios. A Nova Drenagem é uma terapia estruturada para aprimorar esses processos, demonstrando ser uma inovação eficiente para a saúde vascular.

Ainda que a drenagem linfática manual seja amplamente recomendada em muitos contextos, a promoção da circulação sanguínea, seja por técnicas manuais ou hábitos saudáveis, revela-se igualmente valiosa. O registro da técnica em Órgão Público reforça a autenticidade e originalidade da Nova Drenagem, consolidando-a como uma contribuição exemplar ao arsenal terapêutico disponível.

Após uma análise rigorosa, concluí que a Drenagem Venosa Manual, também conhecida como A Nova Drenagem, é uma técnica promissora, sustentada por manobras manuais precisas, com o potencial de otimizar a circulação e o retorno venoso. Esta coletânea reflete meu compromisso em fundamentar e esclarecer essa nova abordagem terapêutica, que, embora recente, já demonstra ser uma ferramenta poderosa na promoção da saúde vascular.

Como criadora da Nova Drenagem, sinto-me honrada por contribuir para o bem-estar e a saúde das pessoas, oferecendo uma terapia baseada em pesquisa e prática terapêutica. Convido todos a se aventurarem neste novo universo, onde avanços significativos prometem transformar a saúde vascular. Que esta jornada inspire a busca incessante pela excelência na promoção do bem-estar e da saúde.

Capítulo 1
Registro da Técnica de Drenagem Venosa Manual

Para garantir o registro de uma técnica, é imprescindível que ela apresente características distintas e inovadoras em relação às existentes. No Brasil, o INPI (Instituto Nacional da Propriedade Industrial) é responsável pelo registro de marcas, patentes, desenhos industriais e indicações geográficas. No entanto, técnicas terapêuticas, como a Drenagem Venosa Manual, não são registradas por esse órgão. Para assegurar a proteção da autoria e a singularidade de uma técnica, o caminho adequado é a Biblioteca Nacional, que registra obras intelectuais, incluindo manuais e descrições detalhadas de métodos terapêuticos.

O processo de registro na Biblioteca Nacional requer a apresentação de uma descrição minuciosa da técnica, evidenciando sua originalidade e eficiência. Ao registrar a Técnica de Drenagem Venosa Manual, obtive a garantia da autoria e da autenticidade, de acordo com as normas de direitos autorais estabelecidas pela legislação brasileira.

A Convenção de Berna, da qual o Brasil é signatário, assegura a proteção dos direitos sobre obras literárias e artísticas em nível internacional. Isso significa que, ao registrar a técnica na Biblioteca Nacional, também garanti a proteção dos direitos autorais em outros países signatários da convenção, garantindo o reconhecimento da originalidade da técnica em diferentes partes do mundo.

Registro da Técnica de Drenagem Venosa Manual

A coletânea sobre A Nova Drenagem é um trabalho rigoroso e detalhado, que comprova a eficácia e exclusividade da Drenagem Venosa Manual. O registro obtido na Biblioteca Nacional valida a ausência de qualquer outro registro oficial dessa técnica, consolidando minha posição como pioneira nesse campo. A coletânea explora as influências que a técnica promove no corpo, seja de forma direta ou indireta, além de abordar os mecanismos fisiológicos envolvidos.

Após extensa pesquisa, não foram encontrados registros oficiais de técnicas similares à Drenagem Venosa Manual, o que reforça sua singularidade. Este trabalho apresenta os critérios que definem uma técnica como Drenagem Venosa Manual, por meio de análises detalhadas, comparações, questionamentos e provas da sua eficiência.

Este conteúdo é um convite a uma reflexão profunda sobre o valor de uma técnica inovadora, cuja criação assumo com grande responsabilidade e compromisso. O INPI é responsável pelo registro de métodos e marcas, mas o único meio que encontrei para registrar oficialmente a Drenagem Venosa Manual foi por meio da Biblioteca Nacional. Ao registrar minha obra, assegurei o reconhecimento da técnica, tanto pela sua originalidade quanto pela autenticidade. Esse registro confere validade ao método desenvolvido, garantindo seu reconhecimento como uma inovação legítima e respeitada no campo das terapias manuais.

Registro da Técnica de Drenagem Venosa Manual

A Drenagem Venosa Manual agora possui um registro oficial, e minha jornada continua com a transmissão cuidadosa e responsável deste conhecimento. Compartilhar essa técnica representa uma contribuição significativa para o aprimoramento das práticas terapêuticas e a promoção da saúde vascular. Meu compromisso é garantir a integridade do método e seu impacto positivo, tanto na prática quanto na disseminação dessa abordagem.

Imagem do Selo de Registro
da Técnica de Drenagem Venosa Manual.

Registro da Técnica de Drenagem Venosa Manual

"O Brasil é signatário da Convenção de Berna, o que garante que obras registradas no país têm proteção automática em todos os países membros, sem necessidade de novos registros" (Laws of Brazil, 2024).

"No Brasil, o registro de técnicas detalhadas, como passo a passo de massagens, deve ser feito na Biblioteca Nacional, que é o órgão responsável por garantir a proteção de direitos autorais dessas criações" (Fundação Biblioteca Nacional, 2024).

"Como signatário da Convenção de Berna, o Brasil garante que uma técnica registrada no país também seja protegida automaticamente em todos os países membros, sem a necessidade de novos registros" (Ministério da Cultura, 2024).

"O registro de uma técnica na Biblioteca Nacional, combinado com a adesão do Brasil à Convenção de Berna, oferece segurança jurídica ao autor, garantindo proteção de direitos autorais em mais de 170 países" (Fundação Biblioteca Nacional, 2024).

"O registro de uma técnica na Biblioteca Nacional assegura a proteção internacional dos direitos autorais, inclusive em países que não são signatários da Convenção de Berna, devido à reciprocidade internacional e ao respeito pelos direitos autorais como uma prática globalmente reconhecida" (Fundação Biblioteca Nacional, 2024).

Capítulo 2
Drenagem Venosa Manual: Uma Técnica Fundamentada, Estratégica, Eficaz e Segura

A Drenagem Venosa Manual (DVM) é uma técnica terapêutica inovadora e altamente eficaz, desenvolvida com fundamentos sólidos e uma estratégia meticulosa voltada para a otimização do retorno venoso. Esta técnica foi criada para garantir a máxima segurança e eficácia, sem causar danos ou desconforto aos pacientes ou clientes.

A eficácia da DVM resulta da seleção rigorosa das manobras empregadas. Cada técnica foi escolhida com base em evidências científicas robustas e práticas consolidadas na estética, massoterapia e práticas clínicas. A DVM integra manobras clássicas como deslizamentos, bombeamentos e amassamentos, cada uma adaptada para assegurar a segurança e promover benefícios terapêuticos significativos.

Inovação e Pesquisa

A criação da DVM envolveu um extenso processo de pesquisa e análise, evidenciando uma verdadeira revolução no campo das técnicas de drenagem. Esta fase investigativa foi necessária para o desenvolvimento de uma técnica manual que pudesse oferecer benefícios equivalentes aos métodos modernos e equipamentos terapêuticos, sem a necessidade de investimentos elevados.

Durante o processo de desenvolvimento da DVM, diversas questões foram levantadas e exploradas minuciosamente:

-Equipamentos Complementares: Observei que, embora equipamentos especializados possam complementar a drenagem linfática manual, a introdução de manobras manuais equivalentes, como as da DVM, pode proporcionar benefícios similares de forma mais acessível e prática.

- Exercícios e Terapias: A análise de prescrições médicas e exercícios fisioterapêuticos indicou que as práticas que promovem a saúde vascular são eficazes. Por isso, foram incorporadas manobras que replicam os efeitos benéficos de exercícios e terapias físicas, maximizando a eficácia da técnica.

- Contração Muscular e Alongamentos: Estudos mostraram que técnicas que simulam contrações musculares e alongamentos são recomendadas para melhorar a saúde vascular. A DVM inclui manobras que estimulam efeitos semelhantes, promovendo a circulação e a saúde dos vasos sanguíneos.

Desenvolvimento da Técnica

A inovação da DVM reside na sua capacidade de sintetizar o melhor das práticas manuais com princípios fisiológicos e biomecânicos bem estabelecidos. Foram realizados estudos aprofundados sobre a física e a hidrostática, que explicam a dinâmica dos fluidos e a importância dos gradientes de pressão sanguínea. Isso garantiu a aplicação de pressões e movimentos que respeitam a fisiologia humana e que são capazes de potencializar os benefícios terapêuticos.

A DVM se fundamenta em uma ampla gama de pesquisas que validam sua eficácia e segurança. A análise de diferentes abordagens terapêuticas, tanto manuais quanto mecânicas, permitiu a criação de uma técnica capaz de maximizar os benefícios da drenagem venosa enquanto minimiza riscos e desconfortos.

A técnica integra o conhecimento adquirido de técnicas pré-existentes, como a drenagem linfática manual e a massagem relaxante, e adapta as manobras para focar exclusivamente no retorno venoso. Isso resultou em um método que combina a eficácia dos equipamentos modernos com a acessibilidade das técnicas manuais.

Segurança e Adaptação

A segurança é uma prioridade na DVM. A técnica foi projetada para minimizar riscos e evitar qualquer forma de agravo. As manobras são ajustadas conforme as características anatômicas e fisiológicas de cada indivíduo, garantindo que a pressão e o ritmo aplicados sejam sempre apropriados e benéficos.

A DVM é fundamentada em princípios fisiológicos e biomecânicos sólidos. A técnica é cuidadosamente adaptada para proporcionar benefícios significativos enquanto preserva a integridade dos tecidos e evita desconfortos.

Drenagem Venosa Manual: Uma Técnica Fundamentada, Estratégica, Eficaz e Segura

A Drenagem Venosa Manual é capaz de oferecer uma ampla gama de benefícios terapêuticos, como: otimização do retorno venoso; prevenção ou redução de edemas; e melhoria na nutrição e oxigenação tecidual.

A Drenagem Venosa Manual se estabelece como uma técnica altamente eficaz e segura, resultado de um rigoroso processo de seleção e elaboração de manobras. Com uma abordagem estratégica e cuidados meticulosos, a DVM oferece uma solução confiável para a otimização do retorno venoso, destacando-se como uma terapia valiosa e acessível para a promoção da saúde vascular.

Ao investir na DVM, o profissional estará adotando uma técnica avançada que une ciência, segurança e eficácia. A DVM não é apenas uma técnica; é uma verdadeira revolução na otimização do retorno venoso e no cuidado com a saúde vascular.

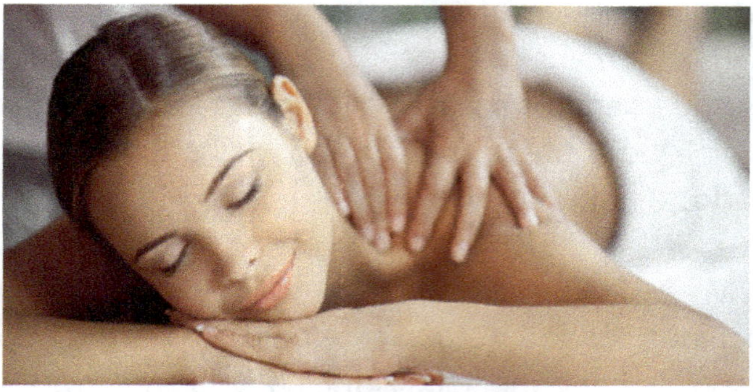

Imagem de massagem relaxante.
Fonte: aplicativo Canva.

Capítulo 3
Lacunas Percebidas e Investigações Clínica

Criação e Desenvolvimento da Drenagem Venosa Manual

Ao longo da minha experiência e prática na Estética e na Massoterapia, observei aspectos na abordagem tradicional da Drenagem Linfática Manual (DLM) que poderiam ser aprimorados, assim como identifiquei lacunas que considerei relevante integrar na Drenagem Venosa Manual (DVM). Com plena consciência de que essas observações não representam falhas, mas sim oportunidades de expansão terapêutica, desenvolvi a DVM como um complemento valioso. A DLM possui sua própria proposta, com eficácia cientificamente comprovada e objetivos específicos, e o que busquei foi potencializar os benefícios através de uma técnica que, ao focar no retorno venoso, se integra harmoniosamente à DLM. Com isso, compartilho detalhadamente minhas observações, experiências e a lógica que fundamenta a criação da DVM, elucidando como ambas as técnicas se complementam de forma eficaz.

Comparação entre Drenagem Linfática Manual e Drenagem Venosa Manual

Objetivos Terapêuticos

Drenagem Linfática Manual (DLM):

A DLM é uma técnica terapêutica cujo principal objetivo é a redução de fluidos intersticiais acumulados, consequentemente de edemas e o suporte ao sistema imunológico. Seus benefícios incluem o alívio do inchaço, a melhora na cicatrização de feridas e o aumento da circulação linfática. Para alcançar esses objetivos, a DLM utiliza manobras suaves e ritmadas para mover a linfa em direção aos gânglios linfáticos, proporcionando um efeito drenante e desintoxicante no organismo.

Lacunas Percebidas e Investigações Clínica

Drenagem Venosa Manual (DVM):

A DVM foi desenvolvida com o foco principal na otimização do retorno venoso, no auxílio em eventos circulatórios e na promoção da oxigenação e nutrição tecidual. Entre seus diversos benefícios, destacam-se a redução da tensão muscular, o alívio da dor, a redução e prevenção de edemas, e a melhoria significativa na circulação sanguínea, o que contribui diretamente para a prevenção de complicações vasculares. A técnica emprega pressões adaptáveis e ritmos específicos, cuidadosamente planejados para estimular tanto os vasos superficiais quanto os profundos. Além disso, integra técnicas de respiração profunda, deslizamentos, bombeamentos, amassamentos, alongamentos, contrações musculares, cuidadosas torções e tracionamentos, resultando em uma abordagem completa e eficaz para a promoção da saúde vascular e a manutenção do equilíbrio dos fluidos corporais.

Técnicas e Manobras

Drenagem Linfática Manual:

A DLM utiliza uma variedade de técnicas e manobras específicas, dentre elas:

1. Movimentos de Bombeamento: São aplicadas pressões suaves de forma rítmica para estimular o fluxo linfático.
2. Círculos Estacionários: Pequenos movimentos circulares realizados sobre os gânglios linfáticos facilitam a drenagem.
3. Técnicas de Deslizamento: Movimentos leves e superficiais ao longo dos trajetos linfáticos ajudam na mobilização da linfa.

Drenagem Venosa Manual:

A DVM inclui manobras específicas que se adaptam à condição do paciente e aos eventos fisiológicos esperados, como a criação dos gradientes de pressão sanguínea através de estímulos diversos, nas áreas a serem tratadas:

Lacunas Percebidas e Investigações Clínica

1. Pressões Adaptáveis: Aplicação de pressão variada e adaptável conforme a região do corpo e a condição do paciente, promovendo estímulos adequados ao fluxo sanguíneo.
2. Bombas Vasculares: Estímulos manuais que funcionam como "bombas" para vasos superficiais e profundos, otimizando a circulação, nutrição e oxigenação de órgãos e tecidos.
3. Alongamentos, Contração Muscular, Cuidadosas Torções e Tracionamentos: Técnicas de contração muscular e alongamento que comprimem os vasos sanguíneos, favorecendo o retorno venoso.

Abordagem Personalizada

Drenagem Linfática Manual:

A DLM é adaptada com base na sensibilidade do paciente, ou cliente, e nas áreas específicas de edema ou congestão linfática. Antes de iniciar a técnica, é realizada uma avaliação inicial para determinar a adequação da DLM e identificar áreas que necessitam de maior atenção. Essa personalização é fundamental para garantir a eficácia e segurança do tratamento.

Drenagem Venosa Manual:

Na DVM, a personalização também é importante. A técnica é altamente adaptável, levando em consideração a condição do cliente, os tecidos a serem trabalhados e os estímulos desejados. Antes de iniciar a DVM, é essencial avaliar se há necessidade de realizar a DLM primeiro, por exemplo, garantindo uma abordagem segura e eficaz para cada caso específico. Essa abordagem estratégica permite otimizar os eventos circulatórios de forma direcionada e precisa.

Lacunas Percebidas e Investigações Clínica

Integração e Complementaridade

Drenagem Linfática Manual (DLM): A Drenagem Linfática Manual é uma técnica reconhecida por seu foco no sistema linfático, com o objetivo de promover a remoção de fluidos intersticiais e facilitar a reabsorção pelos capilares linfáticos. Ao estimular o sistema linfático, ela também contribui para o equilíbrio corporal e o suporte ao sistema imunológico. Com movimentos suaves e pressão leve, a DLM pode ser integrada a outros tratamentos manuais para ampliar seus benefícios e promover uma sensação geral de bem-estar.

Drenagem Venosa Manual (DVM): Por outro lado, a Drenagem Venosa Manual concentra-se diretamente no sistema venoso, estimulando o retorno do sangue venoso e promovendo uma melhora na circulação. O aumento do fluxo sanguíneo favorece a oxigenação e nutrição dos tecidos, com uma abordagem focada nos vasos venosos profundos. A DVM não se propõe a substituir a DLM, mas sim atuar de forma complementar. Quando usadas de forma integrada, essas duas técnicas proporcionam uma abordagem mais completa para a saúde circulatória, oferecendo resultados que contribuem para o bem-estar geral e a recuperação dos tecidos.

Observações e Criação da Drenagem Venosa Manual

Minhas experiências práticas ao longo dos anos revelaram que, embora a Drenagem Linfática Manual seja eficaz no estímulo do sistema linfático, ela não aborda de maneira tão eficiente o retorno venoso, especialmente nos vasos profundos. A ausência de uma abordagem mais direcionada ao sistema venoso me levou a desenvolver a Drenagem Venosa Manual. A DVM foi criada com base em uma análise aprofundada das demandas do corpo, envolvendo princípios biomecânicos e biofísicos que garantem uma estimulação adequada das veias, com foco na melhoria do retorno sanguíneo e na saúde vascular como um todo.

Lacunas Percebidas e Investigações Clínica

Lacunas Observadas na Drenagem Linfática Manual (DLM)

1. Foco Restrito na Circulação Venosa: A Drenagem Linfática Manual atua no sistema linfático, mas não direciona sua atuação ao sistema venoso, especialmente em vasos profundos. Isso limita sua capacidade de melhorar o retorno venoso em áreas mais profundas.

2. Estímulos Suaves para Vasos Profundos: Os movimentos suaves da DLM são eficazes para a linfa, mas não estimulam adequadamente as veias profundas, que necessitam de estímulos mais fortes para um retorno venoso eficaz.

3. Ausência de Integração Muscular: A DLM não incorpora contração muscular, o que poderia melhorar o retorno venoso. A falta de sinergia entre manobras e movimentos corporais limita a profundidade dos resultados, exigindo a complementação por outras técnicas ou aparelhos.

Desenvolvimento da Drenagem Venosa Manual (DVM)

A DVM foi criada para abordar diretamente o sistema venoso, promovendo estímulos precisos e ajustáveis para vasos superficiais e profundos, com foco no retorno venoso.

1. Pressões Ajustáveis: A DVM utiliza pressões adaptáveis conforme a necessidade do paciente, estimulando as veias de diferentes profundidades e garantindo uma resposta adequada sem sobrecarregar os tecidos.

2. Integração de Alongamento e Contração Muscular: A DVM combina manobras manuais com movimentos de alongamento e contração, estimulando o retorno venoso por meio

de compressões rítmicas que imitam o bombeamento natural dos músculos.

3. "Bombas Vasculares":
Manobras específicas da DVM funcionam como "bombas vasculares", criando gradientes de pressão que facilitam o fluxo sanguíneo e melhoram a oxigenação tecidual.

A DVM foi desenvolvida para corrigir as lacunas da DLM, atuando no sistema venoso com manobras adaptadas, integração muscular e estímulos profundos, promovendo uma melhora significativa na circulação

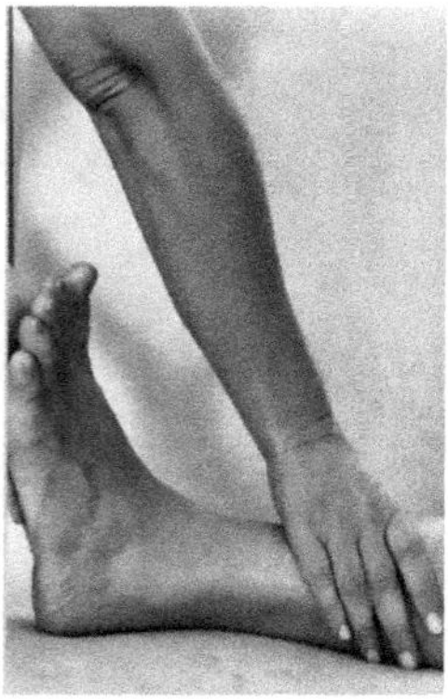

Imagem: Manobra DVL.
Foto: Larissa Pedrosa

Lacunas Percebidas e Investigações Clínica

A Drenagem Venosa Manual: Uma Abordagem Inovadora e Fundamentada

Como criadora da Técnica de Drenagem Venosa Manual (DVM), pelo Método DVM Andrade, considero essencial esclarecer e comparar essa técnica com as tradicionais Drenagens Linfáticas Manuais (DLM), destacando diferenças significativas que não devem ser confundidas ou negligenciadas. A DVM e a DLM possuem objetivos distintos e metodologias específicas, cada uma com suas particularidades e benefícios terapêuticos.

Drenagem Linfática Manual: Enfoque nos Linfonodos

Na DLM, a estimulação inicial dos linfonodos é um passo de extrema necessidade. Essa preparação assegura que os canais linfáticos estejam desobstruídos e prontos para transportar o fluido linfático de maneira eficiente. Sem essa etapa, a drenagem pode ser menos eficaz, pois os linfonodos não estarão preparados para processar o aumento do fluxo linfático, o que pode causar inchaços ou desconfortos durante o tratamento. Os linfonodos atuam como filtros, removendo toxinas e resíduos do fluido linfático, e sua preparação adequada é essencial para garantir a eficácia do tratamento.

Lacuna na DLM: A Respiração Profunda e Suficiente

Apesar da eficácia comprovada da DLM, há uma lacuna significativa na integração da respiração profunda, porém, suficiente, na maioria dos métodos aplicados. Estudos científicos destacam os benefícios da respiração profunda para a saúde, como a melhoria da circulação pulmonar e sistêmica, a regulação do ritmo cardíaco e respiratório, e o favorecimento do retorno venoso. No entanto, essa prática é frequentemente subutilizada nos métodos tradicionais de DLM, são poucos os profissionais que a utilizam, o que limita o potencial terapêutico. A respiração profunda aumenta a capacidade pulmonar de oxigenar o sangue e reduz o estresse, promovendo um estado de relaxamento benéfico para a saúde geral.

Drenagem Venosa Manual: Integração da Respiração Profunda

Na DVM, é levada em consideração a respiração profunda, uma etapa inicial de grande importância. A respiração profunda e suficiente beneficia tanto a circulação pulmonar quanto a sistêmica, otimizando os eventos circulatórios desde o início. Essa prática melhora a oxigenação dos tecidos e órgãos, regula a pressão arterial e induz a redução da inflamação, fatores críticos para a saúde cardiovascular.

Discussões e Questionamentos

1. Por que Priorizar a Circulação Pulmonar para Beneficiar a Circulação Sistêmica?

A circulação pulmonar é essencial para a oxigenação do sangue. A respiração profunda aumenta a capacidade pulmonar, melhora a oxigenação sanguínea e fortalece o diafragma, melhorando o retorno venoso. Um sangue bem oxigenado e livre de toxinas favorece a saúde dos órgãos e tecidos, fortalecendo a base da circulação sistêmica.

Lacunas Percebidas e Investigações Clínica

2. Influência da Respiração Profunda no Ritmo e Frequência Cardíaca

A respiração profunda tem um efeito calmante no sistema nervoso, reduzindo o ritmo cardíaco e promovendo a variação da frequência cardíaca, um indicador de boa saúde cardiovascular. Esse processo facilita o retorno venoso e contribui para a regulação da pressão arterial, aliviando o estresse e permitindo que o coração funcione de maneira mais eficiente.

3. Benefícios para o Ritmo e Frequência Respiratória

A prática regular de respiração profunda aprimora o ritmo e a frequência respiratória, promovendo uma troca gasosa eficaz e contribuindo para a saúde pulmonar. Essa prática auxilia na manutenção de uma circulação sanguínea eficaz e no bem-estar dos órgãos e tecidos, ampliando a resistência e a capacidade física.

A partir da abordagem inicial com a respiração profunda e suficiente, o controle do ritmo e da frequência respiratória e cardíaca é favorecido durante toda a execução da técnica, eliminando a necessidade de solicitar constantemente ao cliente que realize respirações profundas, pois estas já estão automaticamente controladas e otimizadas.

4. Impacto na Circulação Sanguínea Geral e no Retorno Venoso

A respiração profunda aumenta a pressão intra-abdominal durante a inspiração, ajudando a bombear o sangue de volta ao coração e favorecendo o retorno venoso. Esse processo aprimora a DVM, cujo objetivo principal é otimizar o retorno venoso, melhorar a circulação sanguínea e promover a saúde vascular.

Lacunas Percebidas e Investigações Clínica

A Drenagem Venosa Manual, ao incorporar a respiração profunda de maneira suficiente como etapa inicial, oferece uma abordagem mais completa e refinada para melhorar a circulação sanguínea. Essa prática amplia os benefícios terapêuticos, promovendo o relaxamento cardiopulmonar e favorecendo o retorno venoso. A inclusão da respiração profunda resolve uma lacuna significativa, proporcionando uma técnica mais completa e eficaz para a saúde vascular e o bem-estar geral do organismo.

Minha experiência e os estudos realizados ao longo dos anos me conduziram a essa conclusão: a respiração profunda tem um impacto direto na promoção da saúde vascular. Deixar de lado essa prática é uma oportunidade perdida para maximizar os benefícios terapêuticos das técnicas de drenagem. Continuo a defender e integrar essa abordagem na DVM, acreditando com convicção que ela oferece uma vantagem notável na busca por uma saúde aprimorada e um bem-estar integral.

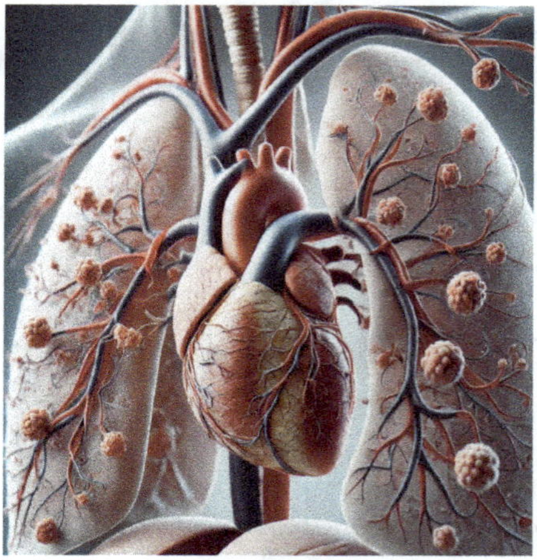

Sistema Cardiopulmonar.
Imagem gerada no aplicativo Image Generator.

Lacunas Percebidas e Investigações Clínica

"Estudos sugerem que a drenagem linfática manual, quando não associada à respiração profunda, pode ser menos eficaz, visto que a respiração profunda é um fator chave para a mobilização adequada do fluido linfático no corpo" (The Compression Closet, 2024).

Pesquisas indicam que a drenagem linfática manual combinada com respiração profunda é significativamente mais eficaz na remoção de fluido linfático e redução do edema em comparação com a drenagem linfática sem o uso da respiração profunda" (Lymphatic Yoga®, 2024).

"A respiração profunda, especialmente a diafragmática, é crucial para estimular o fluxo linfático durante a drenagem linfática manual, ajudando a mover o fluido linfático de volta para a corrente sanguínea e eliminando toxinas do corpo" (The Compression Closet, 2024).

"Durante a respiração profunda, o movimento do diafragma atua como uma bomba natural, auxiliando no fluxo de fluido linfático através do sistema, o que potencializa os benefícios da drenagem linfática manual" (Lymphatic Yoga®, 2024).

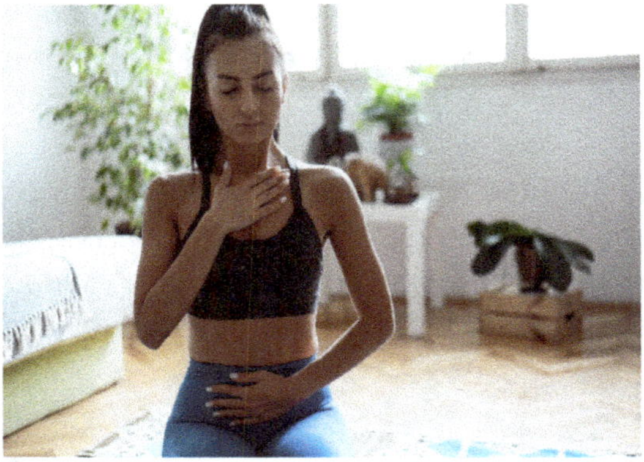

Imagem: respiração profunda.

Fonte: aplicativo Canva.

Lacunas Percebidas e Investigações Clínica

A inclusão da contração muscular como etapa preparatória na Drenagem Venosa Manual (DVM) foi uma escolha estratégica no desenvolvimento da técnica. Esta etapa tem uma função relevante não apenas na preparação física do cliente, mas também na criação de condições favoráveis para a execução da DVM, otimizando eventos fisiológicos e circulatórios.

A contração muscular está associada a outras abordagens estratégicas, como alongamentos, durante a execução da DVM. O objetivo é maximizar a eficácia das manobras, estimulando tanto os vasos sanguíneos superficiais quanto os profundos nas áreas de aplicação. A seguir, discutirei esses aspectos em mais detalhes.

Importância da Contração Muscular na Preparação para a DVM

Preparação Fisiológica e Tecidual

Antes de iniciar a DVM, é relevante preparar os tecidos e o sistema circulatório do cliente. A contração muscular cumpre várias funções de grande valor:

Ativação da Circulação: A contração muscular localizada aumenta o fluxo sanguíneo ao comprimir mecanicamente os vasos, preparando os tecidos para responderem de maneira eficiente às manobras da DVM. Esse aumento do fluxo é determinante para a eficácia terapêutica, permitindo que oxigênio e nutrientes sejam distribuídos de forma mais eficiente nos tecidos.

Melhoria da Resposta Tecidua: Os movimentos coordenados de contração e relaxamento dos músculos e dos tecidos adjacentes desempenham um papel significativo na preparação para as manobras aplicadas durante a DVM. Esse processo facilita a execução das técnicas,

promovendo uma adaptação progressiva dos tecidos, o que resulta em maior eficiência das manobras e menor resistência tecidual. Como consequência, o cliente experimenta uma sessão mais confortável e eficaz, com otimização dos resultados esperados.

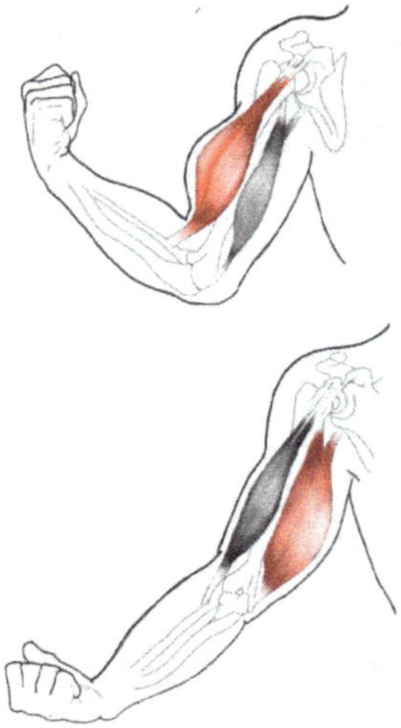

Contração e relaxamento muscular bíceps e tríceps: arte digital por André Moniz.

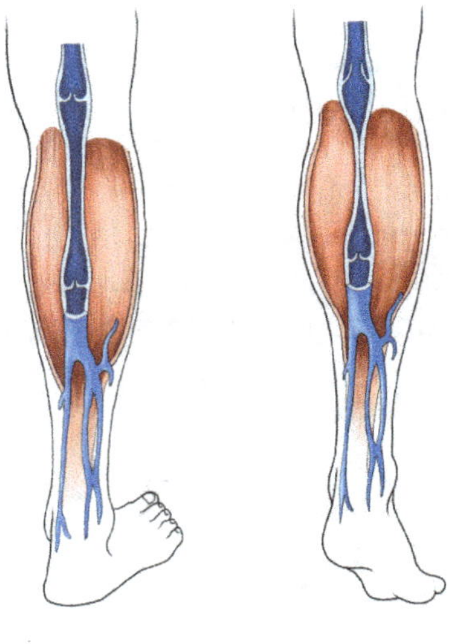

Contração e relaxamento dos músculos gastrocnêmios: arte digital por André Moniz.

Lacunas Percebidas e Investigações Clínica

Eventos Circulatórios e Benefícios Adicionais

Além da preparação tecidual, a contração muscular desencadeia uma série de eventos circulatórios favoráveis:

Compressão Mecânica e Vasodilatação: Durante a contração muscular, ocorre uma compressão dos vasos sanguíneos, elevando temporariamente a pressão interna e acelerando o fluxo sanguíneo em direção ao coração. Essa compressão não deve ser confundida com vasoconstrição de origem bioquímica. Logo após a contração, ocorre vasodilatação mediada pelo óxido nítrico, facilitando o retorno venoso e aumentando o suprimento sanguíneo aos tecidos.

Aumento da Eficiência Metabólica: A contração muscular aumenta a demanda por oxigênio, promovendo maior eficiência metabólica e contribuindo para a eliminação de subprodutos metabólicos. Isso favorece a saúde vascular e tecidual, criando um ambiente propício para a aplicação da DVM.

Integração da Contração Muscular com a DVM

Na prática da DVM, a inclusão da contração muscular como preparação inicial é decisiva. Essa etapa não apenas prepara os tecidos e aumenta a receptividade às pressões aplicadas, mas também otimiza os benefícios terapêuticos. A partir da contração muscular, a intensidade e abordagem da DVM podem ser ajustadas conforme a resposta do cliente, permitindo uma personalização do tratamento que favorece resultados eficazes.

Lacunas Percebidas e Investigações Clínica

Relação entre Estímulos e Respostas Fisiológicas

Efeitos Primários das Abordagens Terapêuticas

Durante a DVM, as pressões aplicadas e as técnicas de alongamento direcionam o fluxo sanguíneo e estimulam diretamente os receptores vasculares, desencadeando respostas imediatas, como a vasodilatação, que é essencial para o sucesso da técnica.

Efeitos Secundários e Reações Fisiológicas

Além dos efeitos imediatos, as abordagens terapêuticas podem induzir respostas secundárias, como a liberação de substâncias químicas endógenas que regulam o fluxo sanguíneo e controlam a resposta inflamatória. Esses mecanismos adaptam-se aos estímulos gerados durante a terapia.

Papel do Estudo e Identificação dos Mecanismos

A prática terapêutica contínua tem sido fundamental para aprofundar o entendimento sobre como os mecanismos fisiológicos respondem às diferentes técnicas terapêuticas. O estudo e a observação contínua permitiram refinar e personalizar as abordagens, maximizando os benefícios para cada cliente.

Compreender que os estímulos terapêuticos desencadeiam respostas fisiológicas específicas, tanto primárias quanto secundárias, é determinante para o desenvolvimento e refinamento de técnicas como a DVM. Esse entendimento não apenas sustenta a eficácia das abordagens, mas também abre portas para novos avanços na terapia manual, promovendo saúde vascular e bem-estar geral dos clientes.

Lacunas Percebidas e Investigações Clínica

"As contrações dos músculos esqueléticos, especialmente nas pernas, desempenham um papel crucial no auxílio ao retorno venoso, evitando o acúmulo de sangue nos membros inferiores e promovendo uma circulação sanguínea eficiente" (George, 2023).

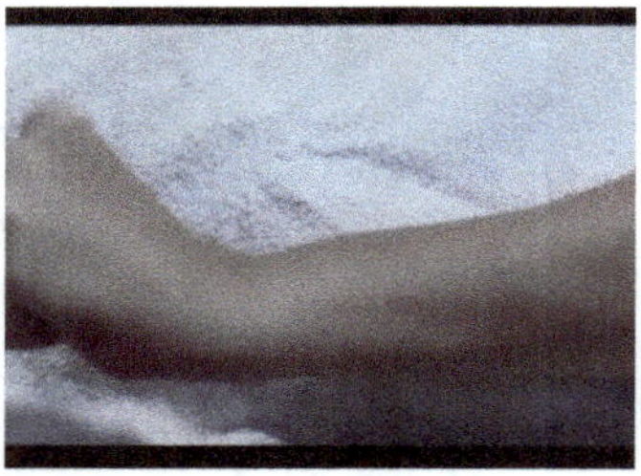

Imagem: Abordagem de contração muscular dos braços e mãos.
Foto: Larissa Pedrosa

Lacunas Percebidas e Investigações Clínica

Evolução das Técnicas de Drenagem Linfática e o Desenvolvimento da Drenagem Venosa Manual

Ao longo dos anos, desde a criação da Drenagem Linfática Manual pelo Dr. Emil Vodder e sua esposa Estrid, surgiram diversas variações e abordagens. A técnica evoluiu com base em inúmeros estudos, questionamentos e avanços no campo da terapia linfática. Este progresso é louvável, pois toda ciência está em constante transformação e toda terapia exige descobertas e aprimoramentos contínuos. O compromisso com o avanço dessas técnicas é essencial, especialmente quando se trata da saúde humana.

Durante minhas pesquisas, observei que não há registros oficiais de uma técnica exclusivamente manual para drenagem venosa. O que encontrei foram dispositivos e equipamentos que auxiliam no retorno venoso e linfático. Alguns terapeutas mencionam o uso desses recursos para favorecer o retorno linfático, mas os mecanismos utilizados também favorecem o retorno venoso.

Reflexões sobre a Eficácia das Mãos na Terapia

Estou profundamente convencida de que as mãos podem promover bem-estar e saúde de maneira significativa. A técnica que desenvolvi, a Drenagem Venosa Manual (DVM), pelo Método DVM Andrade, promove o retorno venoso de forma eficaz, com resultados imediatos e profundos. Ao comparar diferentes técnicas de drenagem linfática manual e o uso de equipamentos para o retorno venoso, percebi que a técnica manual, quando bem aplicada, pode alcançar resultados superiores em termos de conforto e personalização.

Lacunas Percebidas e Investigações Clínica

Indagações e Descobertas no Campo Terapêutico

Minhas observações levaram-me a questionar se os mecanismos proporcionados por dispositivos, como botas pneumáticas compressivas, poderiam ser reproduzidos manualmente. Esses equipamentos realizam bombeamentos nos tecidos, beneficiando o retorno venoso e linfático, além de auxiliar na oxigenação, nutrição tecidual e redução de edemas. Se a compressão desses dispositivos visa comprimir as veias para favorecer o retorno, é possível realizar esse efeito manualmente.

As botas pneumáticas realizam bombeamentos através de inflar e desinflar, com parâmetros controlados. Entretanto, com as mãos, é possível adaptar a técnica em tempo real, ajustando a pressão e intensidade conforme as necessidades e tolerâncias do paciente. A técnica manual também oferece um caráter mais relaxante e personalizado, o que aumenta o conforto do cliente durante o tratamento.

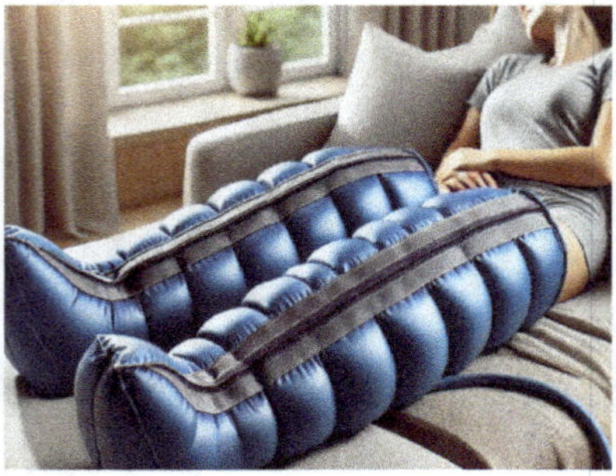

Imagem: Botas pneumáticas compressivas.
Fonte: aplicativo Image Generator.

Lacunas Percebidas e Investigações Clínica

Exercícios físicos, especialmente envolvendo contração muscular das panturrilhas, são prescritos para melhorar o retorno venoso. Isso demonstra que a contração muscular é uma parte relevante em algumas terapias, podendo ser integrada de maneira estratégica em uma maca.

Estratégias e Abordagens Terapêuticas

Alongamentos são frequentemente prescritos para favorecer a saúde vascular, melhorando a elasticidade dos tecidos e das veias. Portanto, sua inclusão em abordagens terapêuticas, como a DVM, pode beneficiar o retorno venoso. Se o próprio movimento corporal influencia diversos eventos fisiológicos, podemos incorporar movimentos estratégicos para otimizar o retorno venoso e os eventos circulatórios associados.

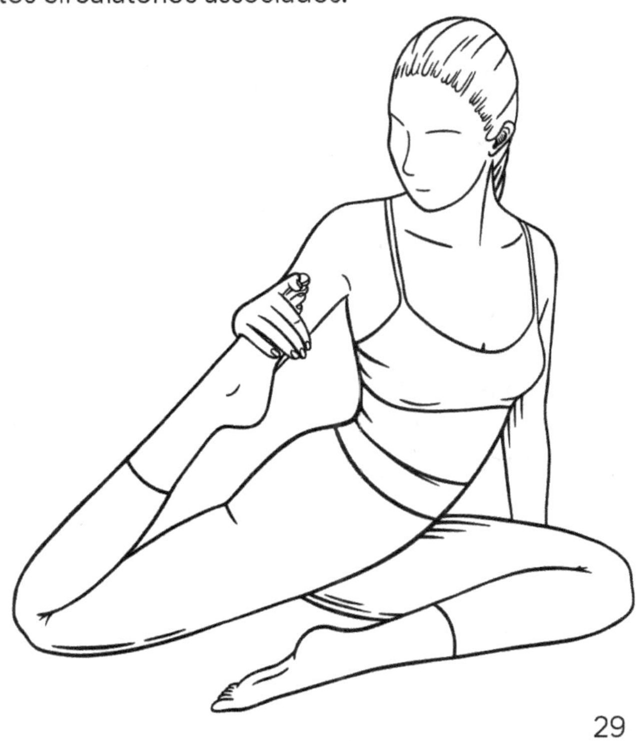

magem: Alongamento
onte: Aplicativo Canva

Lacunas Percebidas e Investigações Clínica

A Drenagem Venosa Manual foi concebida, também, com base em um amplo conhecimento de física e biomecânica. Os princípios de compressão e descompressão, estudados sob as leis da física, demonstram que manobras manuais podem simular, e até superar, os efeitos de equipamentos de pressoterapia. Com maior dinamismo e precisão, as mãos permitem um ajuste fino em tempo real, conforme a necessidade de cada cliente.

A compreensão de que estímulos terapêuticos desencadeiam respostas específicas no corpo, tanto primárias quanto secundárias, é um pilar para o desenvolvimento de técnicas como a Drenagem Venosa Manual. Este entendimento fundamenta a eficácia das abordagens utilizadas e abre caminho para novos avanços na terapia manual, promovendo a saúde vascular e o bem-estar geral dos clientes.

Na quarta parte desta coletânea, aprofundarei a demonstração desses mecanismos à luz da física, comprovando que estamos diante de uma técnica exclusiva de drenagem venosa manual. A continuidade dos estudos e a aplicação prática dessas descobertas continuarão a aprimorar a eficácia da DVM, estabelecendo-a como uma ferramenta indispensável na terapia vascular.

"Alongamentos regulares podem melhorar a função vascular sistêmica e local ao longo do tempo, promovendo a flexibilidade das artérias e a circulação sanguínea" (Bisconti et al., 2020).

Lacunas Percebidas e Investigações Clínica

"Alongamentos regulares não apenas esticam seus músculos, mas também suas artérias, promovendo a flexibilidade vascular e melhorando a circulação sanguínea" (MSA Vascular Services, 2024).

"O alongamento é essencial para a saúde vascular, pois facilita a recuperação após procedimentos vasculares e ajuda a reduzir a dor e o risco de coágulos" (The Iowa Clinic, 2024).

"Alongamentos são uma excelente maneira de melhorar a circulação, pois ajudam a manter as artérias flexíveis e a reduzir a pressão sobre os vasos sanguíneos" (Laser Vascular Center, 2024).

"Esticar os músculos com a técnica correta traz inúmeros benefícios, incluindo a promoção da circulação sanguínea e o aumento da flexibilidade" (MSA Vascular Services, 2024).

Lacunas Percebidas e Investigações Clínica

A Importância do Conhecimento e Cuidado

A elaboração de protocolos terapêuticos requer conhecimento, cuidado e cautela. É sempre relevante observar as condições físicas e patológicas dos clientes para desenvolver abordagens seguras e eficazes. Cada abordagem tem uma proposta terapêutica específica, e saber o momento adequado e as condições atuais do cliente para aplicá-las é determinante.

Abordagens Complementares em Terapias

Por exemplo, se um cliente sente dor profunda e a drenagem linfática manual sozinha não é suficiente para o alívio dessa dor, existem várias abordagens que os terapeutas utilizam, como a massagem relaxante, ou terapêutica, para amenizar os desconfortos locais. Nosso corpo é adaptável às manobras e movimentos, e o mesmo ocorre com as veias e capilares.

A Natureza Adaptável dos Vasos Linfáticos e Capilares

Os vasos linfáticos e capilares, assim como o restante do corpo, têm uma notável capacidade de adaptação. Com a técnica correta e uma abordagem terapêutica cuidadosa, é possível promover benefícios significativos sem causar danos. A drenagem venosa manual, que desenvolvi, leva em consideração todos esses aspectos e utiliza manobras pensadas para maximizar os benefícios terapêuticos.

Lacunas Percebidas e Investigações Clínica

A Drenagem Venosa Manual foi criada com base em princípios de física dos fluidos e biomecânica, desenvolvendo manobras que utilizam compressão e descompressão para otimizar o retorno venoso. A técnica se destaca pela capacidade de simular os efeitos de equipamentos de pressoterapia, porém com maior flexibilidade e adaptação ao longo do tratamento. As mãos do terapeuta permitem ajustes em tempo real, adaptando a pressão e o ritmo conforme a resposta dos tecidos, garantindo uma abordagem personalizada e mais eficaz.

A aplicação dos conceitos de pressão e fluxo é feita de maneira controlada, respeitando as características fisiológicas dos tecidos. Isso permite que a Drenagem Venosa Manual atue de forma dinâmica, ajustando-se às necessidades individuais do cliente, o que não é possível em equipamentos automáticos, que seguem padrões fixos. Essa personalização permite uma mobilização mais eficaz dos fluidos, com benefícios direcionados ao retorno venoso.

Além disso, o terapeuta pode variar as manobras, criando gradientes de pressão que facilitam a drenagem sem sobrecarregar os vasos. Com a sensibilidade tátil, é possível ajustar a intensidade de acordo com a tolerância e conforto do cliente, proporcionando um tratamento mais adaptável. Dessa forma, a Drenagem Venosa Manual se destaca por sua precisão, capacidade de personalização e eficácia no estímulo ao sistema circulatório.

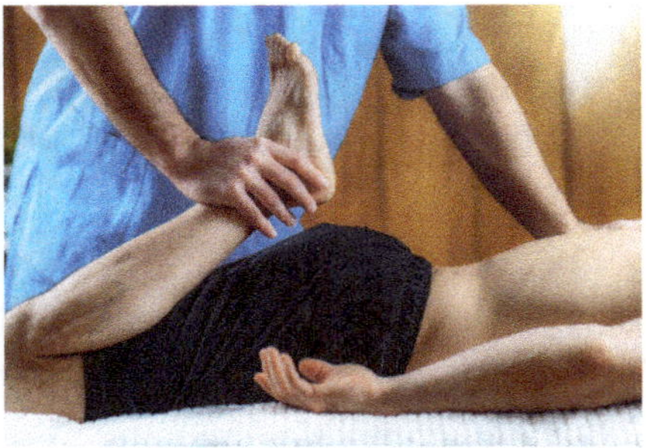

Imagem: massoterapia.
Fonte: Aplicativo Canva.

Lacunas Percebidas e Investigações Clínica

Durante minhas pesquisas, aprofundei-me na compreensão da estrutura tecidual e das veias, analisando suas características sob o impacto das manobras terapêuticas. Esse estudo minucioso levou-me a refletir sobre a capacidade dos tecidos de se ajustarem às intervenções manuais, especialmente no contexto de técnicas relaxantes, considerando sua resposta a estímulos externos.

Aplicações no Pós-Operatório

No pós-operatório de cirurgias estéticas, como abdominoplastias e lipoaspirações, a tração tecidual é um recurso relevante na prevenção de fibroses e aderências, adaptando os tecidos às transformações geradas pelas intervenções. A Liberação Funcional Tecidual (LFT) utiliza essa tração para mobilizar cicatrizes, evitar contraturas, estimular a produção de colágeno e aliviar tensões musculares, promovendo a circulação e facilitando a regeneração tecidual. Complementando a LFT, a Drenagem Linfática Manual (DLM) aplica bombeamentos suaves, que ajudam na movimentação e reabsorção de líquidos acumulados, prevenindo a formação de seromas e acelerando a recuperação. Essas manobras exigem extremo cuidado, respeitando a fragilidade tecidual do pós-operatório para garantir uma recuperação eficiente e segura. Observando essas abordagens, compreendi que as manobras, ao respeitarem os limites naturais do corpo, proporcionam os efeitos desejados. Essa experiência me inspirou a incluir manobras estratégicas na Drenagem Venosa Manual, comparando mobilizações e alongamentos e analisando seus efeitos nos tecidos e vasos, especialmente nos sanguíneos e linfáticos. O foco dessa técnica no retorno venoso reforça seu potencial terapêutico..

Durante minhas pesquisas sobre os benefícios das diferentes técnicas de massagem, ficou evidente que muitas delas beneficiam tanto o sistema linfático quanto o sistema sanguíneo. Essa observação me levou a concluir que, embora todas as técnicas possam oferecer benefícios gerais, cada uma se diferencia conforme sua proposta terapêutica específica.

Diferença entre Técnicas e Propostas Terapêuticas

A Drenagem Venosa Manual foi desenvolvida de forma estratégica para aproveitar ao máximo dos benefícios fisiológicos. Nosso corpo, de fato, se beneficia profundamente dessas abordagens, que promovem a saúde vascular e o bem-estar geral dos clientes. Com base nesses princípios, acredito firmemente na eficácia e no valor dessa técnica inovadora.

Drenagem Venosa Manual versus Drenagem Linfática Manual

Este discernimento é fundamental para a compreensão da Drenagem Venosa Manual, que desenvolvi. Ela não deve ser confundida com a Drenagem Linfática Manual, pois sua proposta terapêutica principal é favorecer profundamente o retorno venoso, otimizando os eventos circulatórios e promovendo a saúde vascular. Esse processo desencadeia uma cascata de eventos fisiológicos benéficos e únicos.

Massagem Relaxante e Benefícios Fisiológicos

Pensando na massagem relaxante, também refleti sobre seus mecanismos fisiológicos e seu impacto no sistema nervoso. O alívio e o relaxamento promovem uma série de benefícios comprovados para o sistema circulatório. Durante minha pesquisa, aprofundei o entendimento de como essas técnicas beneficiam nossos tecidos, incluindo o tegumentar, adiposo/hipoderme e muscular, além das veias e capilares. Manobras como deslizamentos e amassamentos não só relaxam profundamente, mas também intensificam a oxigenação e nutrição tecidual, promovendo inúmeros eventos metabólicos positivos.

Lacunas Percebidas e Investigações Clínica

Realizei uma investigação aprofundada sobre os efeitos das diversas massagens manuais na circulação sanguínea e observei que todas, quando executadas respeitando o caminho natural do sangue, promovem o fluxo sanguíneo e oferecem variados benefícios. Estudos como os de Breard (1952) e Donatelli (2015) demonstram que técnicas, como a massagem relaxante, influenciam positivamente sistemas como o circulatório, linfático, nervoso e muscular, favorecendo a oxigenação dos tecidos e a remoção de toxinas.

Minha pesquisa também mostrou que algumas técnicas de massagem estimulam o fluxo sanguíneo com mais intensidade que outras, mas todas, sem exceção, proporcionam estímulos benéficos à circulação. Essas informações foram valiosas para a concepção da Drenagem Venosa Manual (DVM) pelo Método DVM Andrade, que desenvolvi com foco exclusivo no retorno venoso.

A investigação me deu a base necessária para escolher e desenvolver manobras específicas, organizadas de forma inteligente e sequencial. Manobras como deslizamentos e amassamentos, ajustadas para intensificar o retorno venoso, constituem a base da minha técnica. A atenção aos detalhes anatômicos, biomecânicos e fisiológicos foi decisiva para alcançar os resultados esperados. Esse processo despertou em mim o desejo de aprofundar o entendimento sobre essas questões, o que me levou a buscar respostas sobre os mecanismos fisiológicos gerados pelas massagens. Fui juntando as "peças desse quebra-cabeça" para estar aqui, compartilhando com vocês todo esse conhecimento neste compêndio.

Lacunas Percebidas e Investigações Clínica

Revisando a literatura, constatei que Versagi (2015) e Gonçalves (2006) destacam a relevância da direção centrípeta dos movimentos profundos, que favorece o retorno venoso e linfático. Movimentos como effleurage e amassamento são particularmente eficazes na estimulação da circulação cutânea e na nutrição tecidual, conforme descrito por Masina e Steffler (s.d.). Kavanagh (2010) confirma que a massagem profunda reduz a pressão sanguínea e elimina toxinas, evidenciando ainda mais a relevância dessas técnicas.

A DVM, fruto da minha pesquisa e desenvolvimento, oferece uma abordagem especializada e diferenciada, com potencial para transformar a prática terapêutica de muitos profissionais. Com seu foco exclusivo no retorno venoso, a combinação inteligente de manobras e a análise minuciosa dos aspectos anatômicos e fisiológicos, acredito que a DVM é uma técnica robusta e eficaz. Ela não só promove a saúde vascular de maneira precisa, mas também pode impactar positivamente a vida dos clientes, melhorando de forma expressiva a circulação, oxigenação e nutrição tecidual, além de reduzir edemas e favorecer o bem-estar geral.

Minha investigação detalhada foi decisiva para a criação da DVM, que se distingue significativamente das demais massagens manuais. A contribuição da DVM representa um avanço relevante na terapia manual, beneficiando tanto profissionais quanto clientes.

Resolvi, assim, compartilhar algumas dessas conclusões que pesquisei.

Lacunas Percebidas e Investigações Clínica

Técnica de Massagem Relaxante e Seus Efeitos Fisiológicos (revisão bibliográfica)

Durante décadas, diversos estudos apontam os efeitos fisiológicos sobre o organismo e seus consequentes benefícios para a saúde. Abaixo seguem algumas revisões bibliográficas que tratam a respeito:

"A massagem relaxante é uma técnica terapêutica que utiliza manipulações dos tecidos moles do corpo para produzir efeitos benéficos em diversos sistemas do organismo humano. Essa prática, realizada principalmente por meio do movimento das mãos, tem o potencial de influenciar os sistemas nervoso, muscular, circulatório e linfático. A massagem relaxante é considerada uma terapia natural, sem o uso de máquinas, e busca prevenir patologias e promover o equilíbrio da saúde do paciente" (BREARD, 1952).

"Os efeitos fisiológicos são diversos, incluindo o aumento da circulação sanguínea e linfática, a eliminação de toxinas, a regulação da temperatura corporal, a ativação das células de defesa, a normalização das atividades hormonais, a oxigenação das células e o estímulo dos tecidos e órgãos" (DONATELLI, 2015).

"São inúmeros os efeitos fisiológicos da massagem, entre eles o aumento da circulação sanguínea e linfática, bem como o desencadeamento de outros mecanismos biológicos, como a eliminação de toxinas, a termorregulação, a ativação das células de defesa, a normalização das atividades hormonais, a oxigenação das células e, consequentemente, a renovação e a atividade normal de todos os tecidos e órgãos" (VERSAGI, 2015, p.11).

Lacunas Percebidas e Investigações Clínica

"De acordo com a literatura, acreditava-se que a direção da massagem era centrífuga, mas concluiu-se que seu movimento era centrípeto. Essa foi uma excelente contribuição para que fosse introduzida nos tratamentos médicos, o que também influenciou outros estudiosos como Ling, do século XIX, que defendia a tese de que os deslizamentos leves deveriam ser feitos na direção centrífuga e os movimentos de pressão mais intensa na direção centrípeta. Já, Mennell afirmou que os movimentos profundos deviam ser centrípetos, pois auxiliariam no bom funcionamento dos sistemas venoso e linfático" (GONÇALVES, 2006, p.126).

"Algumas manobras de massagem, como effleurage ou deslizamento, promovem uma melhora na circulação de retorno linfático e venoso, melhorando consequentemente a circulação cutânea, pois facilitam a troca de líquidos teciduais, aumentam a nutrição dos tecidos e auxiliam na diminuição da fadiga e da inflamação" (MASINA; STEFFLER, s.d.).

"A massagem profunda estimula a circulação, reduz a pressão sanguínea, ajuda a eliminar toxinas e aumenta a contagem de células no sangue" (KAVANAGH, 2010).

"Segundo Gonçalves (2006, p. 131), tanto em estados saudáveis quanto em casos de anemia, a massagem aumenta indiscutivelmente a hemoglobina e os glóbulos vermelhos em circulação, proporcionando um melhor transporte de oxigênio aos tecidos."

Lacunas Percebidas e Investigações Clínica

"Para realizar o movimento de amassamento, utiliza-se os dedos em movimento de arraste girando no local. Essa técnica age profundamente nos tecidos musculares, auxiliando no aumento do metabolismo e, consequentemente, na eliminação da retenção hídrica e de células gordurosas, devolvendo a vitalidade dos tecidos. Tais movimentos devem ser profundos, repetitivos e rítmicos" (GONÇALVES, 2006, p. 132-133).

"De acordo com Versagi (2015, p.11), o amassamento por compressão confirma que, quando executado, ocorre a liberação das toxinas do tecido, alívio da dor, melhor desenvoltura dos movimentos corporais, melhora no enrijecimento dos músculos, flexibilidade do tecido conjuntivo e aquecimento do tecido."

"De acordo com Gonçalves (2006, p.131-132), o deslizamento da palma das mãos ou dos dedos deve ser suave, com movimentos rítmicos e pressão precisa, geralmente utilizado ao iniciar a massagem. Essa manobra age nos sistemas linfático e venoso superficial, permitindo a liberação de substâncias neurotransmissoras e hormônios, produzindo efeito calmante e levando ao relaxamento. Portanto, há a diminuição da dor, da tristeza e da ansiedade. Com a manobra de deslizamento, ocorre o aumento da circulação, influenciando a redução de edemas, fortalecendo o sistema imunológico, ativando as trocas hormonais, melhorando o tônus muscular e a circulação local. Há também o aumento da pressão arterial e dos batimentos cardíacos, seguido pela estabilização" (VERSAGI, 2015, p.11).

Lacunas Percebidas e Investigações Clínica

Prosseguirei agora com um comentário detalhado e profundamente articulado sobre os estudos e as revisões bibliográficas que realizei em relação à Drenagem Linfática Manual (DLM), destacando as observações e conclusões de diversos cientistas. Essas pesquisas desempenharam um papel decisivo no estudo e no aprofundamento dos conceitos que me guiaram no desenvolvimento da técnica de Drenagem Venosa Manual (DVM) pelo Método DVM Andrade, A Nova Drenagem. Na quarta parte desta coletânea, apresentarei detalhes minuciosos e de grande relevância, onde exploraremos, de maneira lógica e detalhada, à luz da física, as diferenças entre a Drenagem Linfática Manual e a Drenagem Venosa Manual.

A Drenagem Linfática Manual (DLM) é uma técnica de massagem altamente especializada, que se caracteriza por pressões suaves, lentas e intermitentes, seguindo o trajeto natural do sistema linfático. Segundo Leduc (2000), essa técnica contribui para o aprimoramento das funções do sistema linfático, facilitando a evacuação dos resíduos resultantes do metabolismo celular e ajudando a manter o equilíbrio hídrico nos espaços intersticiais. Godoy e Godoy (2004) explicam que o objetivo central da DLM é criar diferenciais de pressão que facilitem o movimento da linfa e do fluido intersticial, favorecendo assim sua filtragem e subsequente retorno ao sistema sanguíneo.

Ao revisar a literatura, percebi que a DLM é amplamente reconhecida por sua eficácia no tratamento de edemas, com destaque para o linfedema. Autores como Leduc e Vodder descrevem a DLM como uma técnica eficiente para estimular o sistema linfático, oferecendo protocolos específicos adaptados ao tipo de distúrbio encontrado. Vodder, por exemplo, utiliza uma ampla gama de movimentos passivos combinados com técnicas manuais, enquanto Leduc prefere uma abordagem mais focada, incluindo a aplicação de bandagens compressivas após as manobras de drenagem (De Barros, 2001).

Um aspecto relevante a ser considerado é a precisão com que a DLM deve ser aplicada. As manobras precisam seguir rigorosamente o sentido do fluxo linfático, pois qualquer desvio pode forçar a linfa contra as válvulas dos vasos, o que pode causar danos (Cassar, 2001). Essa atenção ao sentido do fluxo é essencial para evitar o congestionamento e o acúmulo de líquidos, uma vez que a pressão excessiva pode obstruir os capilares linfáticos, que são estruturas delicadas.

A DLM envolve duas etapas principais: captação e evacuação. Leduc (2000) e De Barros (2001) esclarecem que a captação ocorre nas áreas onde há estase, como edemas ou celulite, absorvendo os líquidos excedentes através dos vasos linfáticos e transportando-os de volta à circulação venosa. A evacuação, por sua vez, visa aumentar o fluxo linfático na região proximal, preparando-a para receber a linfa de áreas mais distantes e descongestionando assim os vasos linfáticos.

Outro ponto relevante, destacado por Leduc (2000) e Guirro (2004), é a natureza dos movimentos utilizados na DLM. Esses movimentos devem ser realizados com suavidade, lentidão e ritmo constante, respeitando o mecanismo natural de transporte da linfa, cuja frequência de contração varia entre 5 a 7 vezes por minuto. Técnicas como deslizamentos circulares e bombeamentos, descritas tanto por Vodder quanto por Leduc, são elementos-chave para a eficácia da drenagem.

Lacunas Percebidas e Investigações Clínica

Adicionalmente, Godoy (2004) introduziu uma inovação baseada no uso de roletes para mover o fluido no sentido do fluxo linfático, seguindo a sequência de drenagem estabelecida por Vodder. Essa abordagem, fundamentada nos princípios da hidrodinâmica, utiliza a pressão exercida ao longo do trajeto da linfa para otimizar o processo de drenagem.

Essas revisões demonstram a complexidade e a precisão envolvidas na aplicação da DLM, ao mesmo tempo em que evidenciam a capacidade dos tecidos humanos de se adaptarem às diversas técnicas empregadas. As pesquisas que realizei foram essenciais para a construção dos princípios que fundamentam a Drenagem Venosa Manual, permitindo-me desenvolver uma técnica que respeita as características específicas do sistema circulatório, enquanto oferece benefícios claros para a saúde vascular.

Na quarta parte desta coletânea, irei detalhar as diferenças entre a Drenagem Linfática Manual e a Drenagem Venosa Manual, proporcionando uma compreensão clara e aprofundada das características que distinguem essas duas abordagens terapêuticas.

Lacunas Percebidas e Investigações Clínica

Terapia Vascular na Fisioterapia e a Drenagem Venosa Manual

A terapia vascular, dentro do contexto da fisioterapia, abrange um conjunto diversificado de técnicas voltadas para promover melhorias no fluxo sanguíneo e linfático, entre as quais podemos citar a Drenagem Linfática Manual (DLM), a massagem terapêutica, a pressoterapia e os exercícios de mobilização e alongamento. Cada uma dessas técnicas possui finalidades específicas, como aprimorar o fluxo circulatório, reduzir inchaços e aliviar a rigidez muscular. Ainda assim, a Drenagem Venosa Manual (DVM), desenvolvida pelo Método DVM Andrade, que eu criei, se destaca como uma abordagem inovadora, direcionada exclusivamente ao retorno venoso. Baseada em sólidos princípios fisiológicos e da física aplicada, a DVM Andrade utiliza manobras cuidadosamente estruturadas para otimizar o retorno venoso, auxiliar na prevenção de complicações circulatórias e amenizar sintomas associados à insuficiência venosa. Diferente de outras abordagens da terapia vascular, a DVM Andrade apresenta uma metodologia específica e integrada, resultando em benefícios notáveis para o bem-estar vascular dos clientes ou pacientes.

A Drenagem Venosa Manual pelo Método DVM Andrade é caracterizada por uma abordagem única e direcionada exclusivamente ao fluxo venoso. Desenvolvida com base em princípios fisiológicos e da física, essa técnica busca otimizar os processos circulatórios, promovendo uma melhora notável na saúde vascular de forma precisa e eficaz, utilizando exclusivamente as mãos do(a) terapeuta. Em contraste com técnicas tradicionais de terapia vascular, que frequentemente empregam uma combinação de manobras e dispositivos para favorecer tanto o sistema venoso quanto o linfático, a DVM Andrade distingue-se por seu foco exclusivamente voltado ao retorno venoso, com um método estruturado e preciso que garante resultados expressivos na promoção da saúde vascular.

Lacunas Percebidas e Investigações Clínica

"Alguns fatores podem contribuir para o movimento do líquido através da membrana celular, tendo sido relatado por alguns autores que o fluxo da linfa é relativamente lento durante períodos de inatividade, mas existem fatores que podem acelerar este fluxo, fazendo que a linfa circule em maior velocidade, como a atividade física, a respiração, as compressões externas e os movimentos articulares" (Borges, 2010, p.352).

"A massagem é capaz de produzir estimulação mecânica nos tecidos por aplicação rítmica de pressão e estiramento, tendo como efeitos relaxamento, auxílio da circulação venosa e linfática, e absorção de substâncias extravasadas nos tecidos" (Borges, 2010, p.446).

"Thomson informou que, através da massoterapia, pode-se observar estiramento dos tecidos subcutâneos; remoção de líquido edematoso dos espaços teciduais para vasos linfáticos; alívio da dor devido ao estímulo do toque nos receptores de pressão na pele; aumento da circulação da área tratada; estiramento da fáscia; restauração da mobilidade dos tecidos moles e ainda liberação de aderências. " (Borges, 2010, p.446).

"A massagem é originada da união de diversas técnicas manuais orientais e ocidentais, por meio de toques superficiais e profundos, sendo realizada com o auxílio de cremes ou óleos. Seu objetivo é o de promover analgesia, diminuir edema e estimular a circulação sanguínea, mobilizar estruturas e promover relaxamento. (Borges, Scorza, p.406).

Lacunas Percebidas e Investigações Clínica

"Segundo Hooker, os métodos padronizados para tratamentos de edemas na maioria das condições clínicas incluem elevação, compressão e Contração Muscular. A compressão externa, por exemplo, que aumenta o fluxo linfático e é usada com bastante frequência, pode ser realizadas através dos aparelhos de compressão pneumática intermitente." (Borges, 2010, p. 89).

"A pressoterapia é um método fisioterapêutico que se caracteriza pela utilidade de uma massagem pneumática realizada na direção do fluxo circulatório, através de pressão positiva sobre o segmento corpóreo, ativando o retorno venoso e linfático. " (Borges, 2010, p.89).

"De acordo com Rockson et. al. E Meirelles, o uso da compressão pneumática intermitente ajuda na remoção do fluido em excesso da extremidade e deveria ser considerada como uma técnica adjuvante para a drenagem linfática manual. " (Borges, 2010, p.94).

"Segundo Campisi, a pressoterapia pode ser usada no tratamento linfático, venoso ou para dissolver edemas localizados em membros superiores e/ou inferiores; além de também ser usado como uma terapia adjuvante para a lipodistrofia ginóide."(Borges, 2010, p.94).

As citações dos diversos autores, como Borges, Thomson, Hooker, Rockson e Campisi, trazem à tona a relevância das técnicas terapêuticas associadas para o movimento de fluidos corporais, a estimulação dos tecidos, e a promoção da circulação venosa e linfática. Cada uma dessas abordagens terapêuticas, incluindo massagem, compressão pneumática intermitente/ pressoterapia, possui efeitos benéficos comprovados que contribuem para a saúde vascular e a mobilidade dos tecidos.

Lacunas Percebidas e Investigações Clínica

A Drenagem Venosa Manual (DVM), desenvolvida por meio do método DVM Andrade, foi cuidadosamente elaborada com base em princípios e técnicas que asseguram segurança, promovendo resultados semelhantes, sem oferecer risco de danos. Assim como as práticas citadas, a DVM estimula a circulação, contribui para a redução de inchaços e auxilia na remoção de fluido acumulado, sendo uma técnica não invasiva e segura, com grande potencial de promover melhorias na saúde vascular.

Deve-se enfatizar que, longe de criar discordâncias, tais observações apenas confirmam a eficácia e segurança da DVM como uma técnica complementar de grande valor, sobretudo por sua sólida fundamentação científica e pela capacidade de se integrar de maneira harmoniosa com outras abordagens terapêuticas, maximizando os efeitos benéficos no cuidado vascular.

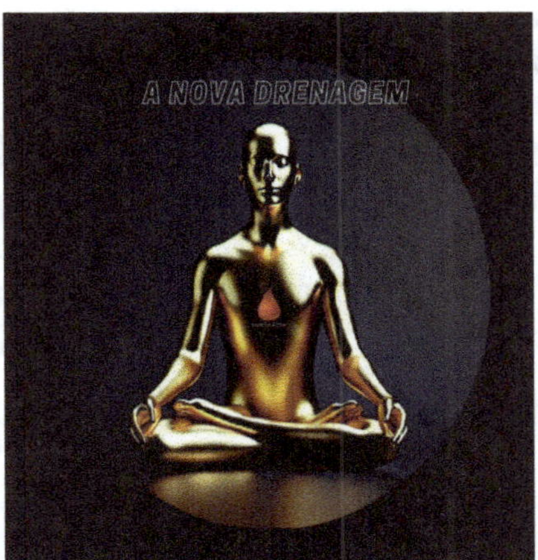

Imagem: Meditação e a Nova Drenagem.
Fonte: Imagem gerada no aplicativo Image Generator.

Lacunas Percebidas e Investigações Clínica

Reflexões sobre Terapias Manuais e Experiência Pessoal

Minhas observações acerca das terapias manuais se aprofundaram com o passar dos anos, permeadas por questionamentos que ultrapassam o papel profissional de esteticista e massoterapeuta, estendendo-se à minha experiência pessoal como cliente. A convivência com lipedema e varizes é um processo desafiador e constante. A minha rotina, frequentemente marcada por longos períodos em pé, intensifica o inchaço nas pernas, resultando em desconforto persistente e dores consideráveis. Sintomas como sensação de peso, cansaço nas pernas e a pressão sobre as veias são frequentes e causam grande desconforto.

Ao considerar a realização de uma sessão de drenagem linfática manual, uma questão sempre surgia: seria mais adequado optar por uma massagem relaxante para aliviar a dor intensa? Mesmo após várias sessões de drenagem linfática, não obtive o alívio profundo da dor que esperava com essa técnica, embora ela fosse eficaz na redução do inchaço. Ao longo do tempo, percebi que o desconforto não se relacionava apenas com o edema, mas também com a presença das varizes e a dor muscular. Sempre que as pernas inchavam, percebia que a sensação de pressão sobre as veias, gerada pelo acúmulo de fluido ou pelas dificuldades no retorno venoso, era um fator considerável que influenciava o desconforto.

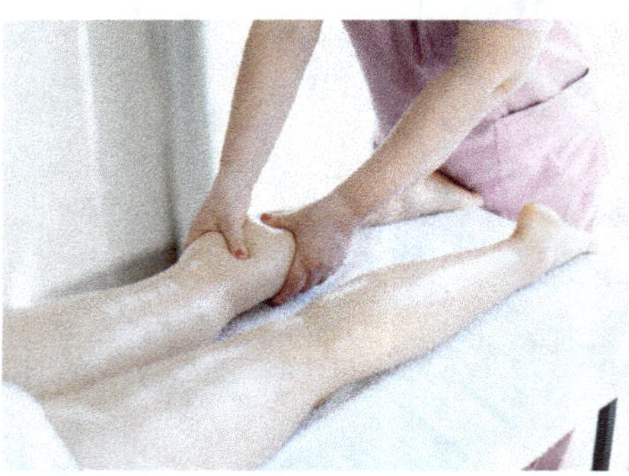

Imagem: massagem na perna.
Fonte: aplicativo Canva.

Lacunas Percebidas e Investigações Clínica

Minhas experiências pessoais permitiram expandir meu entendimento acerca das diferentes demandas dos clientes no que tange às dores variadas. Fiz uma extensa pesquisa na literatura especializada, buscando respostas que ajudassem a compreender essas questões de forma mais detalhada.

Com o passar do tempo, desenvolvi e apliquei manobras baseadas em princípios biofísicos e fisiológicos que regulam o fluxo sanguíneo. Essas manobras foram capazes não apenas de aliviar a pressão nas veias, mas também de favorecer uma melhora perceptível no retorno venoso, contribuindo para um conforto mais duradouro.

Essas reflexões e descobertas foram decisivas para o desenvolvimento da Drenagem Venosa Manual. A técnica que desenvolvi não só alivia os sintomas mencionados, mas também atua diretamente sobre as condições fisiológicas que os desencadeiam, promovendo um alívio eficaz e duradouro para clientes que enfrentam desafios semelhantes aos que experimentei.

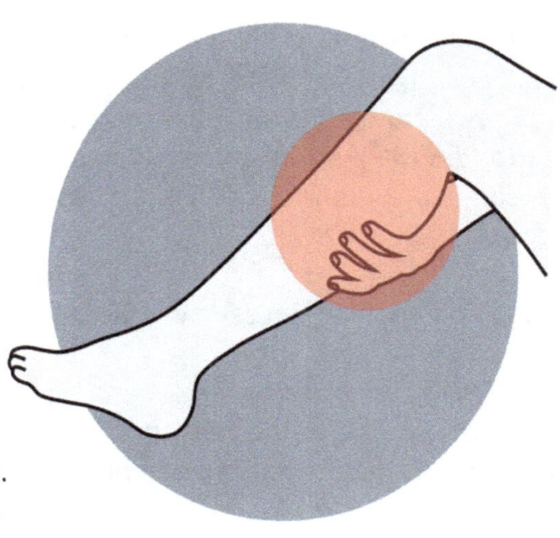

Imagem: Dor da Perna.
Fonte: aplicativo Canva.

Lacunas Percebidas e Investigações Clínica

Percepção das Lacunas na Drenagem Linfática Manual

A proposta terapêutica da drenagem linfática manual (DLM) deve ser compreendida de forma mais ampla, sobretudo em casos de edema. No entanto, minha vivência pessoal, associada à observação de outros profissionais, revelou uma demanda crescente por alternativas complementares em situações específicas, como a dor intensa resultante de dificuldades no retorno venoso. Muitos clientes relatavam que a DLM convencional proporcionava apenas um alívio superficial, levando-os a procurar outras soluções que pudessem aliviar de forma mais eficaz a dor profunda e o desconforto persistente.

Compromisso com a Qualidade na Prática Terapêutica

Reconhece-se que qualquer profissional pode enfrentar desafios ao longo da prática clínica, mas é necessário manter um compromisso contínuo com os princípios éticos e com o aprimoramento de suas técnicas. As frequentes solicitações de clientes por uma "drenagem mais forte" revelam uma falta de entendimento quanto aos princípios que orientam a DLM, além de evidenciar a necessidade de estudos mais aprofundados sobre o uso de abordagens com diferentes intensidades em contextos específicos. Um dos fatores que me levou a desenvolver as manobras estratégicas da Drenagem Venosa Manual (DVM), pelo Método DVM Andrade, foi justamente responder a essas necessidades e atender às expectativas dos clientes de maneira adequada.

Evolução da Técnica Baseada em Compreensão Fisiológica

A DVM não se limita a ser uma alternativa à DLM em casos específicos, mas representa uma evolução baseada em um conhecimento mais profundo dos processos fisiológicos.

Lacunas Percebidas e Investigações Clínica

Incorporando técnicas com pressões ajustáveis e sincronizadas com os ritmos naturais do sistema circulatório, a abordagem visa não só aliviar sintomas como dor e edema, mas também garantir que o tratamento ocorra de forma segura e com resultados consistentes, respeitando a proposta de cada técnica.

Ao refletir sobre minha trajetória, vejo o quanto a experiência adquirida ao longo dos anos e a observação de outros profissionais contribuíram para o refinamento das manobras da DVM. Essas vivências foram fundamentais para que cada intervenção fosse realizada com base em princípios éticos sólidos e em evidências científicas confiáveis. A criação da DVM reflete meu compromisso contínuo com a prática terapêutica de alta qualidade, preenchendo lacunas observadas anteriormente e estabelecendo um padrão de cuidado que respeita os processos fisiológicos, proporcionando resultados positivos e duradouros para os clientes.

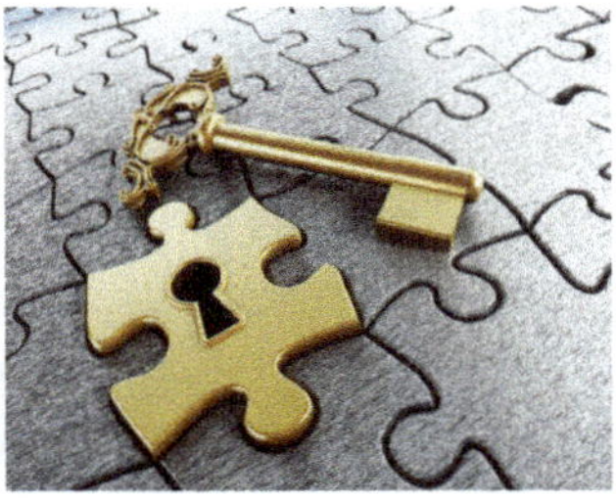

Imagem: chave e quebra-cabeça.
Fonte: aplicativo Canva.

Lacunas Percebidas e Investigações Clínica

Desmistificando a "Drenagem Linfática Manual com Força"

A expressão "drenagem linfática manual com força não existe" deve ser interpretada com base em estudos científicos e nos princípios da embriologia, fisiologia, biofísica, hidrodinâmica e fluidodinâmica corporal. A drenagem linfática manual (DLM) é uma técnica que demanda movimentos suaves e precisos, já que a aplicação incorreta de força pode ocasionar intercorrências e comprometer os resultados terapêuticos esperados.

A DLM foi desenvolvida ao longo de décadas, com uma base científica bem estabelecida. Estudos embriológicos indicam que o sistema linfático se origina de células endoteliais especializadas que formam vasos linfáticos delicados, altamente sensíveis à pressão externa. A fisiologia do sistema linfático revela que a linfa, fluido transportado por esses vasos, é impulsionada principalmente por contrações musculares ao redor e por manobras suaves e ritmadas. O uso de força excessiva pode colapsar esses vasos, interrompendo o fluxo da linfa.

Os princípios da biofísica e hidrodinâmica elucidam o transporte da linfa através dos vasos linfáticos. As manobras suaves e rítmicas da DLM respeitam a baixa pressão necessária para mover a linfa sem danificar os capilares linfáticos. O uso inadequado de força pode romper esses capilares, levando à formação de hematomas e lesões nos tecidos.

Os vasos linfáticos começam como capilares microscópicos com paredes extremamente finas, localizados nos espaços intersticiais dos tecidos. Eles absorvem fluidos e partículas, como proteínas e lipídios, que não podem ser reabsorvidos pelos capilares sanguíneos. Devido à sua estrutura delicada, os capilares linfáticos são particularmente vulneráveis a danos quando submetidos a pressões inadequadas. Esses capilares se unem para formar vasos maiores, que possuem válvulas para impedir o refluxo da linfa. Embora sejam mais resistentes que os capilares, esses vasos também podem ser prejudicados por forças excessivas. Pressões inadequadas podem causar colapso, interrompendo o fluxo da linfa e gerando edema e inflamação.

A aplicação de força incorreta durante a DLM pode resultar em uma série de intercorrências. A formação de hematomas, devido à ruptura de capilares linfáticos e sanguíneos, é um exemplo comum que compromete a drenagem e provoca dor e inflamação. A DLM deve ser sempre executada de acordo com seus princípios terapêuticos, garantindo a segurança e a efetividade do tratamento.

O uso de força indevida durante a prática perpetua a falsa ideia de que a pressão exercida pelo terapeuta não interfere no resultado. Esse conceito equivocado pode representar um grande risco, especialmente em indivíduos com certas condições médicas.

Pacientes com fragilidade capilar, processos inflamatórios ou doenças vasculares podem ter suas condições agravadas pela pressão imprópria, o que reforça a importância de seguir as orientações corretas para garantir a prática segura da técnica.

Para ilustrar os riscos, considere um paciente com linfedema, uma condição em que o sistema linfático está comprometido, resultando em inchaço acentuado. A aplicação de DLM com força inadequada pode agravar a situação do paciente, aumentando o inchaço e gerando dor. Além disso, pode ocorrer o comprometimento dos vasos linfáticos, agravando o quadro clínico e elevando o risco de infecções.

A Drenagem Venosa Manual (DVM), por outro lado, utiliza pressões ajustadas conforme as condições físicas de cada cliente, respeitando os limites corporais e a fisiologia do sistema circulatório. O Método DVM Andrade foi desenvolvido com base em rigor científico, buscando promover a saúde vascular e melhorar a qualidade de vida. Ao integrar a DLM com recursos como exercícios físicos, alongamentos e equipamentos que facilitam o retorno venoso, é possível otimizar as terapias sem prejudicar o tratamento.

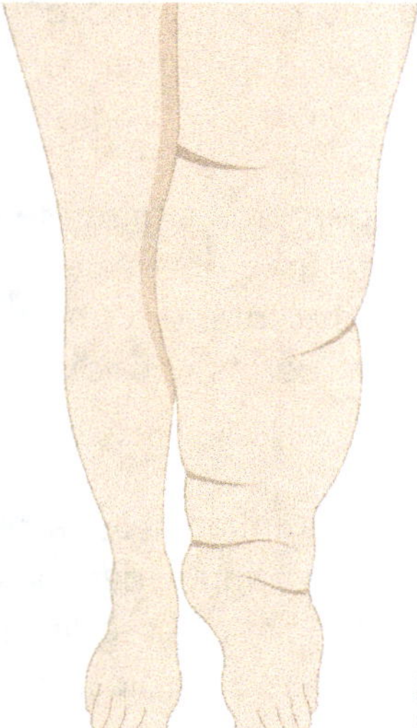

Imagem: linfedema.
Fonte: aplicativo Canva.

Lacunas Percebidas e Investigações Clínica

As manobras da DVM, mesmo aplicando pressões mais intensas, foram cuidadosamente planejadas para otimizar a circulação, melhorar a oxigenação e nutrição dos tecidos e estimular o retorno venoso. Com uma execução precisa e respeitando as necessidades individuais dos clientes, a DVM complementa diversos tratamentos, assegurando que os resultados terapêuticos sejam atingidos de forma segura e eficaz.

Lacunas Percebidas e Investigações Clínica

Propostas Terapêuticas Específicas e Evolução das Técnicas

Cada técnica desenvolvida precisa ser estruturada de forma criteriosa para garantir que sua proposta terapêutica principal seja preservada. As mudanças nas técnicas devem ocorrer com base na busca por aprimoramento e na necessidade de esclarecer seus objetivos específicos, evitando qualquer confusão conceitual que possa surgir.

A drenagem linfática manual segue princípios próprios que sustentam sua eficácia. Quando o foco terapêutico se expande para incluir também o sistema venoso, a técnica correta passa a ser denominada drenagem veno-linfática manual, ao invés de drenagem linfática manual. Essa diferenciação não só reflete com precisão o alcance da técnica, mas também assegura o cumprimento dos princípios éticos e profissionais na prática terapêutica.

O desenvolvimento do Método DVL Pedrosa, que une a Drenagem Venosa Manual com a Drenagem Linfática Manual, foi planejado para registrar essa técnica conforme sua aplicação e objetivo central. Esse método combina as duas abordagens, com ênfase no retorno venoso, sem deixar de incluir os benefícios próprios da drenagem linfática e venosa.

Considero o Método DVL Pedrosa altamente adaptável e abrangente, sendo uma excelente opção para tratamentos estéticos e condições que requerem a combinação de drenagem venosa e linfática. Da mesma forma, a Drenagem Venosa Manual pelo Método DVM Andrade se destaca, especialmente quando associada a outras abordagens terapêuticas.

Lacunas Percebidas e Investigações Clínica

É importante respeitar essas particularidades e desenvolver técnicas que sejam claras e consistentes em seus objetivos terapêuticos, promovendo um progresso ético e responsável. O Método DVL Pedrosa e a Drenagem Venosa Manual pelo Método DVM Andrade exemplificam como as técnicas podem ser ajustadas e aprimoradas para atender às variadas necessidades dos pacientes.

Todas as observações, investigações, questionamentos e análises detalhadas contribuíram significativamente para preencher lacunas e ampliar o entendimento na área. Cada nova descoberta pode ser comparada a uma gota no vasto oceano do conhecimento ou, talvez, a um oceano inteiro desvendado em meio a tantas percepções individuais.

A Drenagem Venosa Manual, que denomino A Nova Drenagem, surge como uma técnica robusta, versátil e promissora. Seu desenvolvimento não apenas amplia o campo das terapias manuais, mas também oferece novas perspectivas para a prática clínica, terapêutica e estética. Com base em princípios confiáveis e resultados visíveis, essa abordagem demonstra seu valor, promovendo melhorias significativas na saúde vascular e no bem-estar dos clientes.

Capítulo 4
Pequena e Grande Circulação Sanguínea em Sintonia

Por que otimizar a circulação pulmonar antes de aprimorar a circulação sistêmica? Entenda esse processo.

O sistema circulatório humano é uma rede extremamente complexa, que integra todos os órgãos e tecidos do corpo. Ele é constituído por dois circuitos principais: a circulação pulmonar, ou pequena circulação, e a circulação sistêmica, também chamada grande circulação. A circulação pulmonar envolve o trajeto do sangue entre o coração e os pulmões, enquanto a circulação sistêmica refere-se à distribuição do sangue oxigenado do coração para o corpo, e o retorno desse sangue ao coração. Esses dois circuitos funcionam em conjunto, assegurando a oxigenação dos tecidos, além da remoção de dióxido de carbono e outros resíduos metabólicos.

Na circulação pulmonar, o sangue é impulsionado do coração aos pulmões, onde ocorre a troca gasosa. Durante esse processo, o sangue libera dióxido de carbono e capta oxigênio nos alvéolos pulmonares, promovendo a chamada hematose. O sangue, então oxigenado, retorna ao coração, onde será bombeado para a circulação sistêmica. Esse processo garante que o sangue enviado aos tecidos esteja devidamente enriquecido com oxigênio, um componente indispensável para a geração de energia celular através da respiração celular. Sem a adequada oxigenação na circulação pulmonar, a eficiência do corpo em gerar energia seria reduzida, impactando negativamente as funções celulares.

Já na circulação sistêmica, o sangue oxigenado é bombeado do coração pela artéria aorta, que se divide em diversas artérias menores e capilares, distribuindo oxigênio e nutrientes para todos os tecidos. Através desse mecanismo, os tecidos são abastecidos, e o sangue desoxigenado é coletado de volta pelas veias, retornando ao coração por meio das veias cavas. Esse retorno venoso é essencial para que o ciclo circulatório se reinicie adequadamente. Na transição entre artérias e veias, ocorre a troca de gases, nutrientes e resíduos, sendo um ponto de extrema relevância para o equilíbrio corporal. Caso o transporte seja ineficaz, resíduos podem se acumular, afetando a saúde dos tecidos e prejudicando suas funções.

Esses dois circuitos funcionam de maneira interdependente, mantendo a estabilidade do organismo. Alterações em um dos sistemas têm repercussões diretas no outro. Por exemplo, um problema na circulação pulmonar compromete a troca gasosa, resultando em menos oxigênio disponível para a circulação sistêmica. Isso pode gerar hipóxia tecidual, comprometendo o funcionamento dos órgãos. Da mesma forma, doenças como hipertensão pulmonar aumentam a resistência nos vasos pulmonares, afetando diretamente o desempenho do ventrículo direito do coração e, consequentemente, toda a circulação.

A técnica da Nova Drenagem, conhecida como Drenagem Venosa Manual (DVM), reconhece essa interdependência e atua de forma a melhorar o desempenho circulatório global por meio de manobras específicas que otimizam esses processos. A DVM exige um conhecimento profundo da anatomia e da fisiologia do sistema circulatório, abarcando desde a estrutura das veias e artérias até os mecanismos precisos que regulam o transporte de sangue e oxigênio. As manobras utilizadas são cuidadosamente planejadas para favorecer o retorno venoso, melhorando a circulação sanguínea e gerando uma série de benefícios. A técnica se destaca ao considerar a circulação como um todo, promovendo efeitos que vão além da superfície.

Pequena e Grande Circulação Sanguínea em Sintonia

Um aspecto relevante a ser observado é a influência da respiração na circulação sanguínea. Durante a inspiração, o diafragma se contrai, expandindo a cavidade torácica e reduzindo a pressão intratorácica. Esse movimento favorece o retorno venoso ao coração, otimizando o fluxo sanguíneo e a oxigenação dos tecidos. A inspiração profunda intensifica ainda mais esse efeito, criando uma diferença de pressão que ajuda a "atrair" o sangue de volta ao coração. Esse fenômeno, conhecido como "bomba respiratória", é especialmente útil em situações de repouso prolongado ou em condições que limitam a mobilidade, onde o retorno venoso pode ser prejudicado.

Ao associar técnicas respiratórias à Drenagem Venosa Manual, é possível intensificar os benefícios terapêuticos, promovendo não apenas o relaxamento muscular, mas também a melhoria da circulação sanguínea e a eliminação de resíduos metabólicos. A combinação de respiração profunda com manobras manuais de drenagem potencializa o retorno venoso e linfático, diminuindo a estagnação dos líquidos corporais e otimizando a nutrição celular. Além disso, a prática de respiração consciente e controlada pode ajudar a reduzir a ansiedade e o estresse, fatores que são conhecidos por exercer influência negativa sobre a circulação.

Além disso, ao analisar e comparar técnicas de reanimação cardíaca, como a ressuscitação cardiopulmonar (RCP), é possível observar como a intervenção humana pode influenciar diretamente a circulação sanguínea. Durante a RCP, as compressões torácicas rítmicas não só estimulam o fluxo sanguíneo para os órgãos vitais, como também mantêm a oxigenação dos tecidos, garantindo a sobrevivência do paciente.

Pequena e Grande Circulação Sanguínea em Sintonia

No entanto, considero relevante mencionar que estou utilizando a RCP apenas como exemplo para a observação e comparação. Concluí que, na execução da Drenagem Venosa Manual, a influência das mãos do terapeuta é determinante durante a respiração, diferenciando-se pela pressão aplicada de forma meticulosa e pela orientação precisa das manobras. Durante a inspiração, as mãos do terapeuta são removidas da região pulmonar, respeitando o relaxamento dos pulmões. Já na expiração, as mãos são utilizadas para massagear e direcionar o fluxo de maneira suave, o que favorece a melhora na circulação sanguínea.

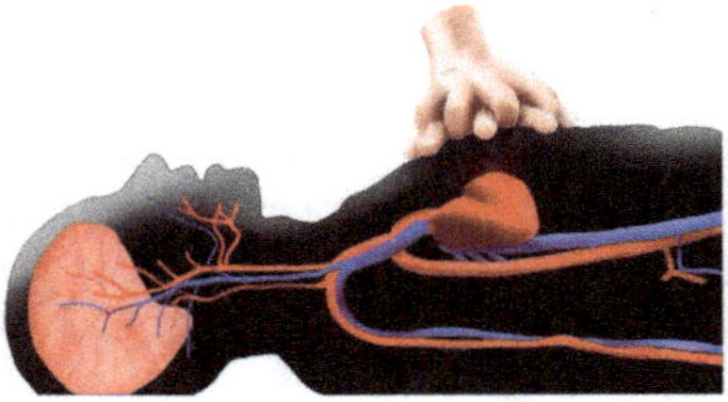

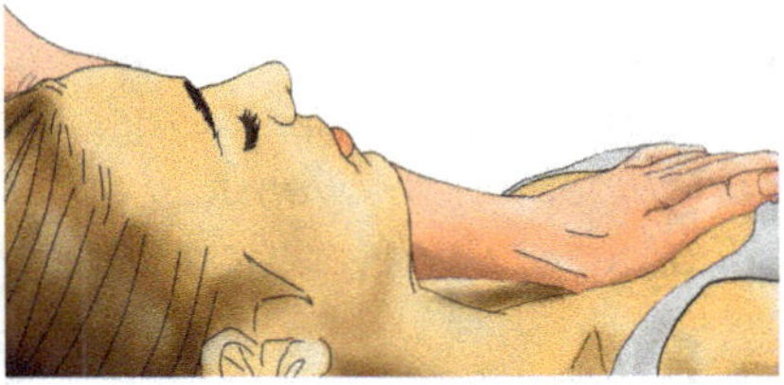

RCP e Manobra de Relaxamento Cardio-Respiratório. Arte digital por André Moniz.

Essa variação na forma de execução é significativa, e aproveito para destacar o impacto positivo do auxílio manual, que pode gerar benefícios adicionais em comparação com a respiração sem o suporte do terapeuta. As técnicas aplicadas na Nova Drenagem foram desenvolvidas para agir em perfeita sintonia com a fisiologia natural do corpo, promovendo uma recuperação acelerada e mais eficiente.

Pequena e Grande Circulação Sanguínea em Sintonia

"A RCP tradicional, que combina compressões torácicas com respiração de resgate, é crucial para a circulação de oxigênio durante a parada cardíaca. No entanto, técnicas manuais mais leves, como a massagem torácica, podem ser aplicadas para melhorar a circulação e oxigenação de forma controlada, especialmente em contextos terapêuticos" (cpr123.com, 2024).

"O uso das mãos para compressões torácicas na RCP ajuda a manter o fluxo sanguíneo para o cérebro e órgãos vitais. Da mesma forma, a massagem torácica com as mãos pode auxiliar na regulação da respiração e melhorar a circulação em um ambiente menos emergencial" (ScienceDaily, 2024)

"A aplicação das mãos na massagem torácica pode facilitar a respiração profunda, melhorar o ritmo respiratório e, consequentemente, aumentar a oxigenação e circulação sanguínea, promovendo o relaxamento e a saúde cardiovascular" (Journal of Bodywork and Movement Therapies, 2023).

"Estudos indicam que a massagem aplicada sobre o tórax com as mãos do terapeuta pode ajudar a relaxar a caixa torácica e melhorar a função respiratória, o que é fundamental para aumentar a circulação sanguínea e a oxigenação dos tecidos" (British Journal of Sports Medicine, 2023).

Pequena e Grande Circulação Sanguínea em Sintonia

Assim, compreender a complexa interação entre a circulação pulmonar e a circulação sistêmica, em conjunto com a influência da respiração e das intervenções terapêuticas, é determinante para proporcionar um tratamento abrangente e eficiente. Isso possibilita o desenvolvimento de abordagens personalizadas, que reconhecem o corpo humano como um sistema integrado e em harmonia, favorecendo a saúde vascular e o bem-estar geral. Ao aplicar esses conhecimentos de forma prática, é possível melhorar substancialmente a qualidade de vida dos pacientes, prevenindo complicações e aprimorando a funcionalidade do sistema circulatório. A combinação de técnicas avançadas de drenagem com um entendimento profundo da fisiologia humana reflete um progresso considerável na área de terapias manuais e cuidados de saúde.

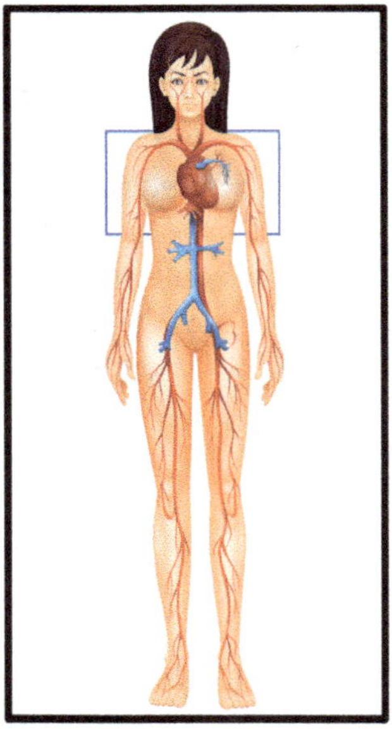

Pequena Circulação
Circulação Pulmonar

Grande Circulação
Circulação Sistêmica

Imagem: Pequena e Grande Circulação.
Fonte: aplicativo Canva

Pequena e Grande Circulação Sanguínea em Sintonia

"A otimização da respiração profunda promove a expansão dos pulmões, melhorando a circulação pulmonar, o que por sua vez aumenta o retorno venoso ao coração e beneficia a circulação sistêmica" (Fessler et al., 1992).

"Respirar profundamente aumenta a ventilação pulmonar, o que não só melhora a troca de gases nos pulmões, mas também melhora a circulação sistêmica ao aumentar o retorno venoso ao coração" (Craighead, 2023).

"A respiração profunda não apenas melhora a oxigenação, mas também otimiza o retorno venoso ao coração, influenciando positivamente a circulação sistêmica" (Fessler, 1997).

"A respiração controlada pode desencadear a resposta 'descanso e digestão', promovendo a dilatação dos vasos sanguíneos e, assim, melhorando a circulação sistêmica" (Craighead, 2023).

"A circulação pulmonar otimizada é fundamental para garantir um fluxo sanguíneo adequado ao coração, que é essencial para manter a eficiência da circulação sistêmica" (Marini et al., 1981).

O funcionamento eficaz da circulação pulmonar é uma pré-condição para uma circulação sistêmica eficiente, já que o sangue oxigenado nos pulmões é redistribuído por todo o corpo" (Scharf et al., 1992).

Capítulo 5
Impacto da Preparação na Qualidade Sanguínea e Retorno Venoso na DVM

Preparar adequadamente o corpo antes de iniciar as manobras da Drenagem Venosa Manual (DVM) proporciona resultados mais eficazes e seguros. Essa preparação não se restringe às manobras específicas, mas inclui também técnicas simples, como a respiração profunda, que exerce influência direta na circulação sanguínea e no retorno venoso.

Na circulação pulmonar, a respiração profunda intensifica a oxigenação do sangue, aprimorando a troca gasosa nos pulmões. Ao assegurar que o sangue oxigenado seja distribuído de forma eficiente aos tecidos, a nutrição celular é favorecida, o que facilita os processos de recuperação e regeneração tecidual. Sem essa preparação, a troca gasosa torna-se menos eficiente, comprometendo a qualidade sanguínea e, por consequência, a função celular.

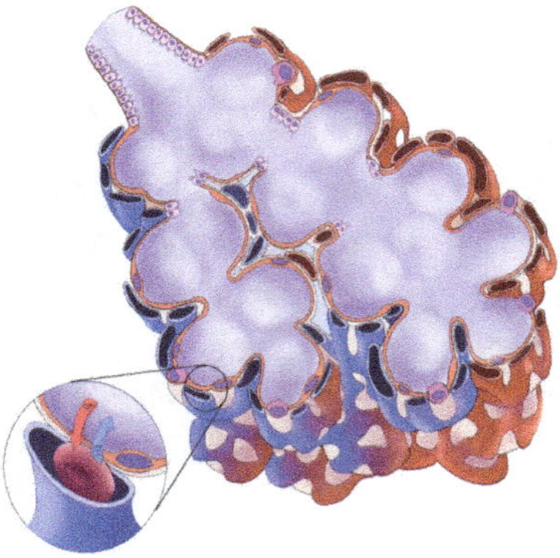

Circuito alveolar: processo de hematose ocorrendo nos alvéolos pulmonares durante os eventos de oxigenação sanguínea.
Arte digital por André Moniz.

Impacto da Preparação na Qualidade Sanguínea e Retorno Venoso na DVM

Na circulação sistêmica, a respiração profunda estabiliza o retorno venoso, promovendo uma melhor distribuição de oxigênio e nutrientes aos tecidos periféricos. Isso garante que os tecidos recebam o suporte adequado para suas funções. A estabilização da pressão arterial, auxiliada pela respiração, preserva a integridade dos vasos sanguíneos e assegura que a perfusão capilar seja adequada. Sem essa preparação, aumentam as chances de comprometimento circulatório, reduzindo a eficácia das manobras subsequentes de drenagem.

Ao comparar a DVM realizada com e sem essa preparação, observa-se uma diferença significativa no desempenho circulatório. Quando a respiração profunda é integrada ao tratamento, o retorno venoso se torna mais eficiente, contribuindo para a redução de edemas, favorecendo a circulação linfática e melhorando a saúde tecidual. A qualidade do sangue oxigenado é aprimorada, resultando em melhor desempenho celular. Além disso, a preparação diminui a sobrecarga nos vasos, prevenindo problemas a longo prazo.

Por outro lado, iniciar as manobras de DVM sem essa etapa pode comprometer os resultados. Tecidos e vasos que não foram devidamente preparados reagem de forma menos eficiente às manipulações, aumentando o risco de complicações, como a formação de coágulos ou danos vasculares. A capacidade dos tecidos de absorver e redistribuir fluidos pode ser prejudicada, contribuindo para a persistência de edemas e uma redução no impacto terapêutico.

A estratégia envolvida na Drenagem Venosa Manual respeita profundamente a relação entre os eventos respiratórios e circulatórios. A respiração profunda, como parte preparatória, otimiza a oxigenação e o retorno do sangue ao coração. As manobras são aplicadas com pressão controlada, em sincronia com a respiração do paciente, garantindo uma execução segura e eficaz da drenagem.

Portanto, integrar a respiração profunda à preparação anterior às manobras da DVM amplifica os efeitos terapêuticos, ao mesmo tempo que melhora a absorção de fluidos, eleva a qualidade sanguínea e reduz a sobrecarga vascular. Essa abordagem meticulosa resulta em um tratamento mais eficiente e seguro, além de proporcionar benefícios duradouros para a saúde circulatória e o bem-estar dos pacientes. Refletir sobre esse processo revela a relevância de cada etapa no planejamento da DVM, demonstrando como a respiração profunda pode ser utilizada de forma estratégica para otimizar as funções circulatórias, culminando em um tratamento mais abrangente.

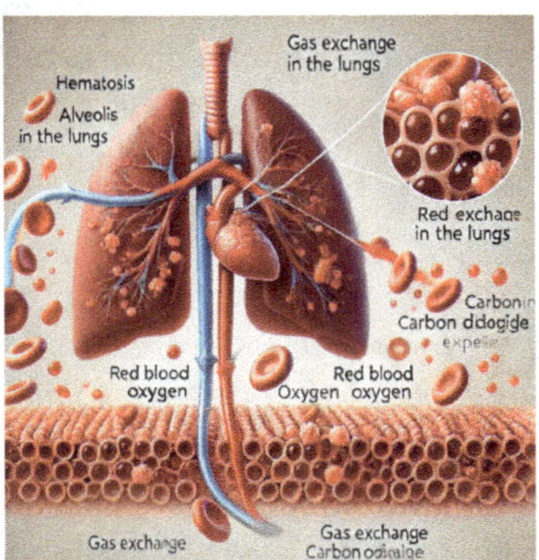

Imagem gerada no aplicativo Image Generator: Hematose.

Impacto da Preparação na Qualidade Sanguínea e Retorno Venoso na DVM

"A respiração profunda permite que os pulmões entreguem sangue ricamente oxigenado ao coração, o que é essencial para que todos os órgãos e tecidos recebam o oxigênio necessário para suas funções, melhorando a circulação sistêmica e o retorno venoso" (Cleveland Clinic, 2024).

"O sangue oxigenado, resultado da respiração profunda, não apenas otimiza a função cardíaca, mas também é vital para a saúde de todos os órgãos e sistemas do corpo, favorecendo a circulação geral e o retorno venoso" (Biology LibreTexts, 2024).

"A respiração profunda melhora a oxigenação do sangue, o que é fundamental para o funcionamento eficaz do sistema cardiovascular, facilitando a circulação e o retorno venoso" (American Heart Association, 2023).

A eficiência da respiração profunda em melhorar a oxigenação sanguínea é crucial para a saúde vascular, promovendo uma circulação eficiente e facilitando o retorno venoso" (Marini et al., 1981).

O sangue oxigenado de alta qualidade, resultante de uma respiração profunda, é vital para garantir que todos os órgãos e tecidos recebam oxigênio adequado, melhorando a circulação sanguínea e facilitando o retorno venoso" (Cleveland Clinic, 2024).

Uma circulação sanguínea eficiente depende diretamente da qualidade do sangue. O sangue bem oxigenado não só alimenta os órgãos e tecidos com o oxigênio necessário, mas também otimiza o retorno venoso e o funcionamento cardiovascular" (Princeton Nutrients, 2024).

Impacto da Preparação na Qualidade Sanguínea e Retorno Venoso na DVM

"A otimização da qualidade do sangue, através de uma boa oxigenação, é crucial para o sistema circulatório, pois melhora o fluxo sanguíneo, promove a saúde dos vasos e favorece o retorno venoso" (Bodybuilding.com, 2023).

"O sangue é movido em um círculo contínuo pelo coração, e sua qualidade é essencial para garantir que ele nutra, aqueça e ative todo o corpo, mantendo a saúde geral do sistema circulatório" (William Harvey, 1628).

Capítulo 6
A Importância da Drenagem Venosa Manual na Otimização do Retorno Venoso e Saúde Vascular

O corpo humano, com sua rede complexa de sistemas, exemplifica de forma fascinante o funcionamento do sistema circulatório. Esse sistema transporta o sangue, um fluido vital, garantindo o fornecimento de oxigênio e nutrientes às células, além de eliminar os resíduos metabólicos gerados pelas atividades celulares.

No âmbito da drenagem venosa manual (DVM), o objetivo é facilitar o retorno do sangue venoso ao coração, combatendo os efeitos da gravidade. Essa prática contribui para otimizar a circulação sanguínea e reduzir riscos, como o desenvolvimento de edemas e trombos. As técnicas aplicadas consideram não apenas as grandes veias, mas também estruturas menores, como veias comunicantes, perfurantes, arteríolas, capilares e vênulas, que complementam o fluxo sanguíneo.

O entendimento biomecânico das manobras aplicadas na DVM exige precisão. Não se trata apenas de pressionar os tecidos, mas de compreender como esses movimentos impactam o fluxo sanguíneo. A manipulação estratégica direciona os fluidos de forma eficiente pelos vasos venosos, prevenindo a estagnação e favorecendo o retorno do sangue ao coração. As técnicas são projetadas para maximizar essa eficiência, utilizando movimentos ritmados que auxiliam o retorno venoso sem causar desconforto ou complicações.

Além dos efeitos mecânicos, as manobras ativam estímulos sensoriais que influenciam diretamente a fisiologia corporal. O toque humano provoca reações complexas, como a liberação de endorfinas e a melhora da circulação local, enquanto promove o relaxamento muscular. Essas respostas refletem uma interação entre o estímulo tátil e as funções fisiológicas, resultando em alívio de tensões e uma sensação geral de bem-estar.

A Importância da Drenagem Venosa Manual na Otimização do Retorno Venoso e Saúde Vascular

Cada área do corpo apresenta características particulares que requerem abordagens específicas. Nas extremidades inferiores, onde a gravidade exerce maior influência, as técnicas devem considerar as necessidades dessa região. Movimentos como alongamentos, torções leves e deslizamentos bombeantes, combinados com a respiração profunda, são integrados para melhorar o retorno venoso. A respiração profunda, envolvendo o diafragma, provoca alterações nas pressões intra-abdominal e intratorácica, criando um efeito que facilita o movimento do sangue em direção ao coração, fortalecendo a circulação.

Ao lidar com as veias superficiais, a abordagem deve ser precisa e cautelosa. As manobras requerem um conhecimento aprofundado da anatomia vascular, além de sensibilidade para aplicar a intensidade correta em cada movimento, prevenindo danos aos vasos ou comprometimento do fluxo sanguíneo.

A saúde do cliente deve ser avaliada de forma abrangente antes da aplicação da DVM. Recomenda-se que o cliente passe por uma avaliação médica prévia, assegurando que não haja contraindicações. Cada detalhe do procedimento precisa ser cuidadosamente considerado, de forma que as manobras respeitem a fisiologia natural das veias, evitando qualquer impacto negativo sobre o retorno venoso.

Um conhecimento profundo da anatomia e fisiologia das veias é essencial para a execução eficaz da DVM. Além disso, é necessário compreender os gradientes de pressão, a difusão celular e outras dinâmicas envolvidas no processo circulatório. Esses conceitos fornecem uma base teórica sólida para a aplicação segura das manobras. O Método DVM Andrade foi desenvolvido com base nesses princípios, assegurando que a prática esteja alinhada aos mecanismos naturais do corpo.

A Importância da Drenagem Venosa Manual na Otimização do Retorno Venoso e Saúde Vascular

A correta execução das manobras nas veias superficiais não apenas promove o retorno venoso adequado, mas também contribui para evitar complicações, como a formação de coágulos ou lesões nos vasos sanguíneos. A DVM, quando realizada com conhecimento e atenção, oferece benefícios significativos à saúde circulatória e ao bem-estar geral.

Assim, a DVM vai além da aplicação de técnicas mecânicas; é uma ciência que combina conhecimento técnico com uma abordagem personalizada. Dessa forma, pode-se alcançar resultados muito positivos para o cliente, aliviando sintomas de insuficiência venosa, reduzindo inchaços e prevenindo condições mais graves, como úlceras venosas e tromboses.

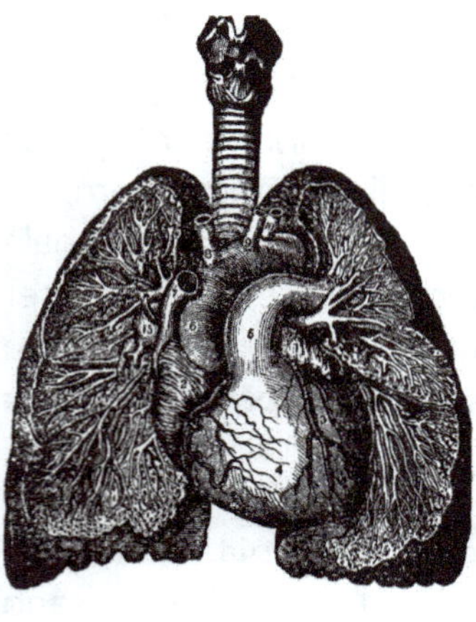

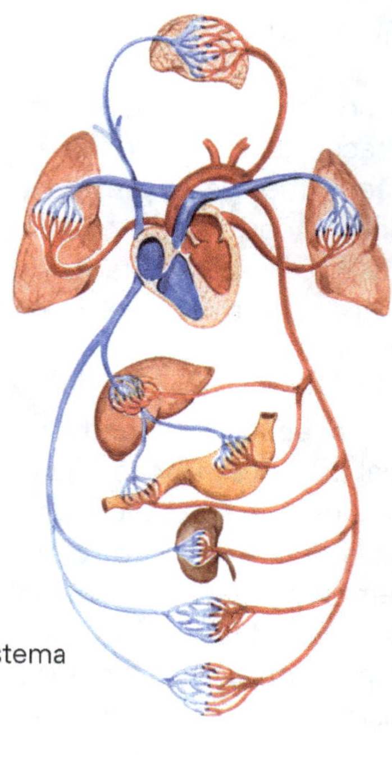

Imagens: Coração e Pulmões, e Sistema Cardiovascular.
Fonte: Aplicativo Canva.

A Importância da Drenagem Venosa Manual na Otimização do Retorno Venoso e Saúde Vascular

Em resumo, a Nova Drenagem oferece uma abordagem inovadora e eficaz, que integra técnicas especializadas com uma compreensão detalhada da fisiologia humana. Isso não apenas melhora a circulação, mas também promove o bem-estar geral, consolidando-se como uma ferramenta valiosa para o cuidado vascular e a manutenção da saúde.

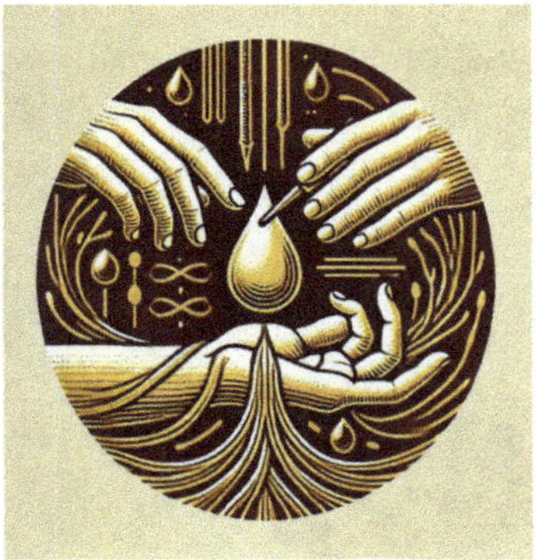

Imagem gerada no aplicativo Image Generator: mãos e gota de sangue.

Capítulo 7
A Importância do Diafragma para o Retorno Venoso Integrado à Drenagem Venosa Manual

O diafragma, músculo principal da respiração, desempenha uma função decisiva no processo de retorno venoso, ao favorecer a circulação sanguínea em direção ao coração. Localizado entre a cavidade torácica e abdominal, ele atua como uma espécie de bomba natural, impulsionando o sangue pelas grandes veias, como a veia cava inferior. O papel do diafragma no retorno venoso é amplamente mediado pelos estímulos e mecanismos fisiológicos que ocorrem tanto durante a inspiração quanto na expiração, auxiliando diretamente o sistema circulatório e favorecendo a saúde cardiovascular.

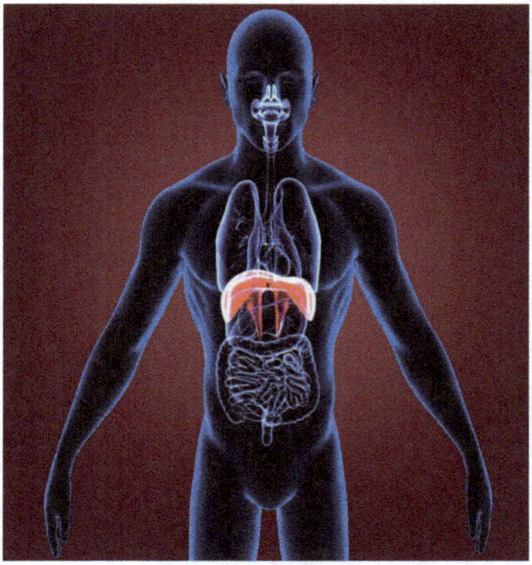

Imagem: Diafragma.
Fonte: aplicativo Canva.

A Importância do Diafragma para o Retorno Venoso Integrado à Drenagem Venosa Manual

Na inspiração, o diafragma se contrai, movendo-se para baixo e aumentando o volume da cavidade torácica. Esse movimento gera uma pressão negativa dentro do tórax, o que permite a sucção do sangue venoso das veias abdominais em direção ao coração. Esse fenômeno, conhecido como pressão negativa, é essencial para superar a resistência que a gravidade exerce sobre o sangue, especialmente nas extremidades inferiores. Este mecanismo atua continuamente, promovendo um fluxo sanguíneo eficiente, o que contribui para a prevenção de condições como estase venosa e trombose.

Durante a expiração, o diafragma relaxa e retorna à sua posição original, o que reduz o volume torácico e eleva a pressão intratorácica. Esse aumento na pressão comprime os vasos sanguíneos, facilitando a propulsão do sangue em direção ao coração. O funcionamento alternado do diafragma, através da inspiração e expiração, promove um efeito de bombeamento contínuo, que é especialmente relevante para manter o fluxo sanguíneo durante períodos de repouso ou de atividade física leve.

Os efeitos da compressão e descompressão intratorácica, proporcionados pelo movimento do diafragma, são múltiplos. Além de favorecer o fluxo sanguíneo, esses movimentos auxiliam na oxigenação e nutrição dos órgãos localizados nas cavidades torácica e abdominal. Integrar a ação do diafragma à Drenagem Venosa Manual representa uma abordagem extremamente eficaz, que potencializa os efeitos terapêuticos dessa técnica. A utilização dos movimentos respiratórios durante a drenagem pode amplificar os benefícios, pois o fluxo sanguíneo é intensificado, promovendo a circulação dos membros inferiores.

A Importância do Diafragma para o Retorno Venoso Integrado à Drenagem Venosa Manual

Durante a prática da Drenagem Venosa Manual, uma atenção especial é direcionada à manipulação das regiões abdominal e torácica, onde o diafragma exerce sua ação. As técnicas aplicadas nestas áreas não apenas otimizam o retorno venoso, mas também estimulam a função dos órgãos internos e dos vasos profundos. A aplicação estratégica das manobras de drenagem, alinhada ao conhecimento das peculiaridades anatômicas e fisiológicas dessas regiões, maximiza os efeitos desejados. A contração muscular, em sinergia com o movimento do diafragma, intensifica os resultados, enquanto a manipulação precisa libera tensões musculares, promovendo uma melhoria na funcionalidade dos órgãos internos e contribuindo para o bem-estar geral.

A abordagem da Drenagem Venosa Manual é cuidadosamente planejada para que as manobras respeitem e acompanhem a dinâmica respiratória. Utilizar os ciclos de inspiração e expiração de maneira sincronizada com as técnicas aplicadas permite que o retorno venoso seja favorecido de maneira ainda mais eficiente. Essa sincronização não apenas otimiza os efeitos terapêuticos, mas também promove uma sensação de relaxamento profundo, com alívio do estresse e melhora no bem-estar físico e mental dos clientes.

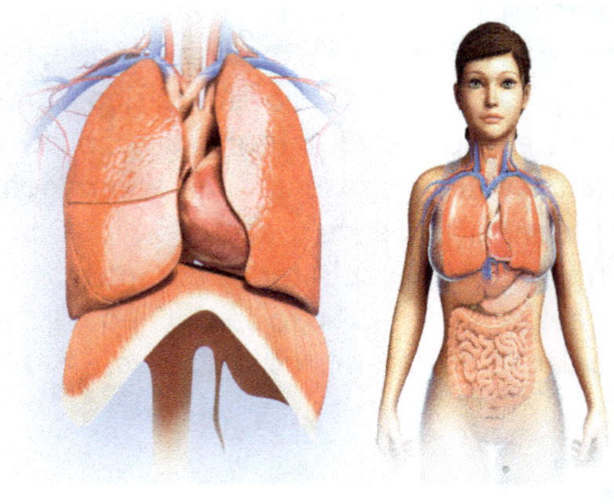

Imagem: Diafragma.
Fonte: Aplicativo Canva.

A Importância do Diafragma para o Retorno Venoso Integrado à Drenagem Venosa Manual

Em conclusão, o diafragma, ao atuar como uma bomba natural durante a respiração, facilita o retorno venoso e melhora a oxigenação e nutrição dos órgãos internos. Quando integrado à Drenagem Venosa Manual, esse mecanismo natural do corpo pode ser potencializado, resultando em uma abordagem terapêutica altamente eficaz. Cada manobra da drenagem é meticulosamente ajustada para trabalhar em harmonia com os processos fisiológicos naturais, promovendo uma circulação sanguínea eficiente e um retorno venoso otimizado. Essa integração refinada dos conhecimentos anatômicos, fisiológicos e técnicos representa um avanço significativo no campo da saúde vascular e nos tratamentos circulatórios.

A Importância do Diafragma para o Retorno Venoso Integrado à Drenagem Venosa Manual

"O movimento do diafragma durante a respiração profunda auxilia significativamente no retorno venoso, ao reduzir a pressão na cavidade torácica, o que facilita o fluxo sanguíneo de volta ao coração, especialmente a partir das regiões abdominais" (TeachMePhysiology, 2024).

"A ação do diafragma não apenas promove o retorno venoso, mas também impulsiona o movimento dos fluidos na cavidade abdominal, beneficiando a circulação sanguínea nos órgãos internos e melhorando a eficiência dos eventos circulatórios" (CV Physiology, 2024).

"A movimentação do diafragma durante a respiração não apenas promove o retorno venoso ao coração, mas também ajuda a mobilizar os fluidos dentro da cavidade abdominal, melhorando a circulação nos órgãos internos e contribuindo para a eficiência do fluxo sanguíneo em todo o sistema" (Biology LibreTexts, 2024).

"O movimento do diafragma, especialmente durante a inspiração profunda, cria um gradiente de pressão que é crucial para aumentar o retorno venoso e melhorar a circulação geral, o que impacta diretamente nos eventos circulatórios e na perfusão dos órgãos abdominais" (CV Physiology, 2024).

Capítulo 8
Fluidodinâmica Corporal e Saúde Vascular Integrada com a Nova Drenagem

O entendimento da fluidodinâmica corporal torna-se extremamente relevante quando aplicado à Drenagem Venosa Manual (DVM). A compreensão dos princípios que regem o movimento dos fluidos oferece uma base sólida para a otimização da circulação nas diversas camadas teciduais. Esse conhecimento busca explorar os mecanismos que favorecem a saúde vascular, além de demonstrar como a terapia pode contribuir para o bem-estar por meio de intervenções detalhadas e eficazes.

Os líquidos intratissulares desempenham papéis centrais na sustentação e funcionamento dos tecidos. Eles facilitam trocas metabólicas e a transferência de nutrientes entre o sangue e as células, assegurando a irrigação constante para o funcionamento adequado de todas as estruturas do corpo. Os vasos presentes nos tecidos, como os capilares, são os principais responsáveis por direcionar esses líquidos, promovendo a saúde e a regeneração tecidual.

A dinâmica dos fluidos é também influenciada por movimentos corporais específicos. A respiração, por exemplo, afeta diretamente a pressão no tórax e, consequentemente, o retorno venoso e o transporte linfático. Durante a inspiração, há uma queda na pressão intratorácica, o que facilita a entrada de sangue nas veias da região e impulsiona os fluidos linfáticos, promovendo a eliminação de resíduos e o fortalecimento do sistema imunológico.

Diversos autores e cientistas já mencionaram os benefícios das manobras manuais, como os amassamentos, na melhora da circulação sanguínea, nutrição e oxigenação tecidual, o que despertou meu interesse em investigar a fundo como essas técnicas atuam. Por meio de estudos detalhados, trouxe explicações claras sobre por que algumas manobras da DVM, como deslizamentos e bombeamentos, exercem influências positivas sobre os fluidos corporais. Além de facilitar a drenagem de líquidos intersticiais e linfáticos, essas manobras promovem a ativação da circulação sanguínea, melhorando a oxigenação e nutrição celular, favorecendo a recuperação tecidual e o equilíbrio corporal.

A preparação tecidual antes da aplicação da DVM é um fator que favorece a maleabilidade dos tecidos, tornando-os mais responsivos às manobras. Esse preparo potencializa os efeitos das técnicas aplicadas e facilita o retorno venoso e linfático, agilizando a remoção de resíduos metabólicos e promovendo uma recuperação mais eficiente após o tratamento.

Compreendendo as inter-relações dos fluidos corporais e suas aplicações terapêuticas

A dinâmica dos fluidos no organismo ocorre de forma complexa e é indispensável para o bom funcionamento do corpo humano. Desde o transporte de nutrientes através do sangue até a eliminação de toxinas pelos fluidos linfáticos, esses processos são fundamentais para manter o equilíbrio e a eficiência das funções imunológicas. Os vasos sanguíneos, linfáticos e intratissulares atuam em conjunto, garantindo a adequada nutrição celular e a remoção eficaz de substâncias indesejadas.

Ao estudar as interações otimizadas desses fluidos, observa-se como intervenções como a DVM podem melhorar a resposta inflamatória tecidual. O aumento do fluxo sanguíneo e linfático favorece a redução de edemas e aprimora a circulação local, reduzindo a retenção de líquidos e prevenindo inflamações prolongadas. Isso se deve à remoção acelerada de metabólitos e ao controle do acúmulo de fluidos intersticiais, criando um resposta imunológica eficaz. Os vasos sanguíneos, linfáticos e intratissulares desempenham papéis específicos na distribuição de líquidos pelos tecidos, garantindo a nutrição celular adequada e a remoção de toxinas.

Ao analisar a interação otimizada desses fluidos, observamos como intervenções terapêuticas como a Drenagem Venosa Manual (DVM) podem influenciar positivamente a resposta inflamatória nos tecidos. Ao promover o fluxo sanguíneo e linfático, a DVM reduz edemas e melhora a circulação local, minimizando a retenção de líquidos e a formação de processos inflamatórios crônicos. Isso ocorre através da eliminação mais eficiente de metabólitos e da redução do acúmulo de fluidos intersticiais, criando um ambiente menos propenso à inflamação.

Além disso, a otimização dos mecanismos de fluidos corporais pode impactar diretamente os eventos hormonais. Por exemplo, a circulação adequada e a remoção eficaz de substâncias inflamatórias pelos fluidos linfáticos podem ajudar a regular os níveis hormonais relacionados ao metabolismo e à resposta ambiente menos suscetível a processos inflamatórios crônicos.

Ademais, ao otimizar os mecanismos de circulação dos fluidos, há uma influência direta sobre eventos hormonais. A circulação eficiente e a eliminação eficaz de substâncias inflamatórias podem auxiliar na regulação hormonal, afetando positivamente o metabolismo e as respostas imunológicas. Essa complexa interação ilustra como a saúde vascular está conectada a sistemas hormonais e pode, portanto, promover um estado de bem-estar mais abrangente.

Fluidodinâmica Corporal e Saúde Vascular Integrada com a Nova Drenagem

Refletindo sobre a aplicação desses princípios em condições como celulite e lipedema, podemos perceber desafios únicos e respostas variadas. A celulite, marcada pelo acúmulo de gordura e toxinas no tecido subcutâneo, pode ser tratada pela DVM através da melhoria da circulação e da redução de edemas, o que suaviza as irregularidades cutâneas. Já o lipedema, uma condição mais complexa, frequentemente influenciada por desequilíbrios hormonais e circulatórios, pode se beneficiar do aprimoramento do fluxo de fluidos para controlar o edema e aliviar a dor associada.

Considerando os efeitos terapêuticos da DVM, é possível não só entender os mecanismos envolvidos na fluidodinâmica corporal, mas também explorar como essas interações podem ser aproveitadas para regular respostas inflamatórias, influenciar eventos hormonais e oferecer suporte em tratamentos como o da celulite e lipedema. Essa abordagem não se limita ao alívio de sintomas, mas também busca otimizar a saúde circulatória e metabólica a longo prazo, mostrando o potencial dessas técnicas manuais para melhorar a qualidade de vida dos clientes ou pacientes.

Vale ressaltar que a DVM não substitui tratamentos médicos específicos, dentrw outros, mas atua de maneira complementar, oferecendo alívio de sintomas e promovendo saúde vascular contínua. A integração dessas técnicas amplia o suporte à circulação venosa e melhora a capacidade do corpo de manter o fluxo sanguíneo de maneira eficiente, favorecendo a saúde e o bem-estar de pacientes com varizes ou insuficiência venosa crônica (IVC).

Fluidodinâmica Corporal e Saúde Vascular Integrada com a Nova Drenagem

Durante minha experiência em estética e massoterapia, aprofundei-me em observações clínicas detalhadas. Ao estudar a drenagem linfática manual e outras técnicas de massagem, constatei repetidas vezes os benefícios dessas abordagens na promoção da circulação linfática e sanguínea. Cada técnica demonstrou eficácia de formas distintas, sempre conectadas à sua proposta terapêutica.

Essa constatação inicial gerou em mim um desejo de aprofundar ainda mais a compreensão dos mecanismos que sustentam esses resultados. Nesse processo, identifiquei lacunas nas práticas convencionais, o que me levou a buscar fundamentos científicos mais rigorosos para esclarecê-las.

Essas reflexões não se limitaram a uma busca por conhecimento teórico, mas se transformaram em uma necessidade prática de aplicação. Para utilizar as técnicas com segurança e eficácia, era imperativo entender não só os efeitos observados, mas também os processos fisiológicos subjacentes. Esse esforço por uma compreensão mais aprofundada me levou a estudar em detalhe a anatomia e a fisiologia dos sistemas linfático e circulatório, além das dinâmicas dos fluidos corporais.

Desenvolvi, assim, uma visão ampla sobre as influências que a DVM pode exercer no corpo, especialmente no que tange à dinâmica dos fluidos mencionados neste capítulo. Essa visão embasada me permitiu refinar as estratégias da Nova Drenagem, aprimorando as manobras para alcançar resultados terapêuticos de maior precisão. No próximo capítulo, abordarei o impacto da redistribuição dos fluidos com a DVM. Na quarta parte desta coletânea, discutirei mais a fundo o conceito de mecanotransdução e sua interação com as células durante a aplicação da DVM.

Fluidodinâmica Corporal e Saúde Vascular Integrada com a Nova Drenagem

A integração de técnicas como a Drenagem Venosa Manual no tratamento de condições que envolvem manobras que influenciam os fluidos corporais revela-se uma abordagem terapêutica muito benéfica. A Nova Drenagem, com seu enfoque científico e terapêutico detalhado, não apenas é capaz de aliviar sintomas, mas também de fortalecer a saúde circulatória e metabólica.

"Manobras de massagem manual podem influenciar a dinâmica dos fluidos intersticiais, promovendo uma resposta imune e linfática que atenua a atrofia muscular e melhora a circulação" (Saitou et al., 2018).

"A massagem sueca pode aumentar o fluxo sanguíneo e a temperatura muscular, influenciando a liberação de citocinas e promovendo efeitos anti-inflamatórios que beneficiam a circulação e a saúde geral dos tecidos" (Stenbäck et al., 2024).

"Estudos indicam que a massagem pode melhorar a dinâmica dos fluidos corporais ao aumentar o fluxo sanguíneo e linfático, promovendo uma recuperação mais rápida e a prevenção de lesões musculares" (Tiidus & Shoemaker, 1995).

Capítulo 9
Impacto da Interação e Redistribuição dos Fluidos com a DVM.

A análise da interação entre os fluidos corporais e sua redistribuição nos tecidos é relevante para entender como a Drenagem Venosa Manual (DVM) atua. Esta abordagem explora o impacto da DVM sobre o sangue, a linfa e o fluido intersticial, ressaltando as dinâmicas envolvidas.

Interdependência dos Fluidos Corporais e a Oxigenação Sanguínea

A interação entre o sangue, a linfa e o fluido intersticial é central para a manutenção da saúde dos tecidos. O papel da oxigenação do sangue é determinante nessa relação, assegurando que as células recebam os nutrientes e o oxigênio adequados.

"A massagem pode promover a redistribuição de fluidos nos tecidos ao aumentar o fluxo sanguíneo e linfático, facilitando o transporte de nutrientes e a remoção de resíduos, o que beneficia a saúde geral dos tecidos" (Muscolino, 2024).

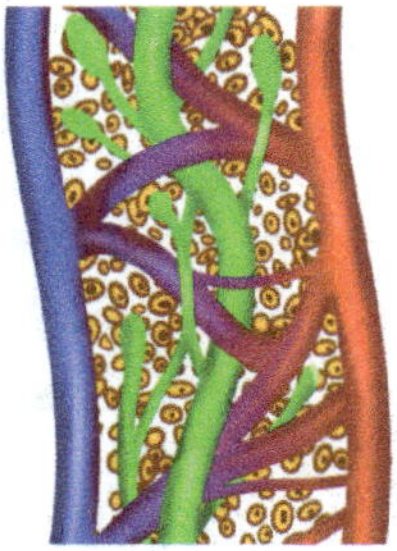

Imagem: Interação dos fluidos. Arte digital por André Moniz.

Impacto da Interação e Redistribuição dos Fluidos com a DVM.

O Papel do Sangue Oxigenado

O sangue oxigenado inicia seu percurso nos pulmões, onde ocorre a troca gasosa. A partir daí, ele é distribuído pelo corpo por meio da circulação sistêmica, fornecendo oxigênio e nutrientes necessários para todas as células. A eficiência desse processo depende diretamente do ritmo cardíaco, débito cardíaco e frequência respiratória.

Porquê:
Troca Gasosa Eficiente: A troca de dióxido de carbono por oxigênio nos pulmões garante que o sangue que retorna ao coração esteja oxigenado, sendo vital para o metabolismo celular.

Nutrição Celular: O oxigênio transportado pelo sangue é o combustível necessário para que as células desempenhem suas funções e obtenham energia.

Interdependência dos Fluidos Corporais

1. Sangue e Fluido Intersticial: A troca entre o sangue e o fluido intersticial é a base para a nutrição celular e a eliminação de resíduos. Através dos capilares sanguíneos, oxigênio e nutrientes passam para o fluido intersticial, que, por sua vez, os entrega às células. Os resíduos metabólicos retornam ao sangue para serem eliminados.

Porquê:
Nutrição Celular: O fluido intersticial serve como meio de transporte para os nutrientes essenciais que chegam às células.

Remoção de Resíduos: O fluido intersticial facilita a eliminação de produtos metabólicos das células, permitindo que elas mantenham suas funções adequadas.

Impacto da Interação e Redistribuição dos Fluidos com a DVM.

2. Sangue e Linfa: A linfa é derivada do fluido intersticial, sendo absorvida pelos capilares linfáticos. O sistema linfático complementa o sistema circulatório, equilibrando fluidos e auxiliando na defesa imunológica.

Porquê:
Equilíbrio de Fluidos: A linfa remove o excesso de fluido intersticial, evitando edemas e mantendo a estabilidade osmótica dos tecidos.

Suporte Imunológico: A linfa transporta células de defesa e anticorpos, reforçando a resposta imunológica do corpo.

3. Linfa e Fluido Intersticial: A interação entre linfa e fluido intersticial é determinante para manter o equilíbrio nos tecidos, drenando o excesso de líquido.

Porquê:
Drenagem de Excesso de Fluido: Os capilares linfáticos captam o excesso de fluido intersticial, prevenindo acúmulos que possam prejudicar a função tecidual.

Equilíbrio de Proteínas e Eletrólitos: A linfa ajusta a composição de proteínas e eletrólitos no fluido intersticial, promovendo um ambiente estável para as células.

Benefícios da Melhor Oxigenação do Sangue

1. Eficiência Metabólica: A oxigenação otimizada do sangue melhora a troca de gases e nutrientes, estimulando o metabolismo celular.

Impacto da Interação e Redistribuição dos Fluidos com a DVM.

Porquê:
Produção de Energia: O oxigênio é um fator determinante para a síntese de ATP nas mitocôndrias, essencial para a energia celular.

2. Função Imunológica: O transporte de células imunológicas pela linfa é intensificado, fortalecendo o sistema de defesa.

Porquê:
Resposta Imunológica Eficiente: As células imunológicas precisam de transporte eficiente para alcançar tecidos lesados ou infectados e iniciar o processo de cura.

3. Drenagem Linfática: A remoção de toxinas e resíduos é facilitada, promovendo a limpeza do organismo.

Porquê:
Eliminação de Toxinas: A linfa coleta resíduos metabólicos, prevenindo danos teciduais e mantendo a saúde dos tecidos.

4. Redução do Estresse Oxidativo: O aumento da oxigenação ajuda a reduzir a formação de radicais livres.

Porquê:
Proteção Celular: A presença de oxigênio adequado impede a formação de radicais livres em excesso, protegendo as células contra danos.

Imagem: Perguntas
Fonte: Aplicativo Canva.

Impacto da Interação e Redistribuição dos Fluidos com a DVM.

Preparação Tecidual na DVM

A preparação dos tecidos antes da DVM é essencial para melhorar os efeitos das manobras, aumentando a permeabilidade dos capilares e otimizando o fluxo sanguíneo e linfático.

Porquê:
Facilitação do Retorno Venoso: Tecidos bem preparados permitem que o sangue retorne ao coração com maior facilidade, prevenindo a estase venosa.

Melhoria da Circulação: Promove uma circulação mais eficiente, tanto venosa quanto linfática, auxiliando na homeostase dos fluidos corporais.

Mecanismos de Ação da DVM

A DVM utiliza técnicas específicas para promover o retorno venoso e melhorar a circulação sanguínea.

1. Amassamento e Deslizamento: Essas manobras estimulam o fluxo sanguíneo ao mobilizar o sangue nos vasos venosos.

Porquê:
Estimulação do Fluxo Sanguíneo: As técnicas de amassamento e deslizamento aumentam o fluxo, facilitando o retorno venoso.

2. Bombeamento e Compressão Sequencial: Aumentam a pressão nos vasos, forçando o sangue a seguir seu curso natural de volta ao coração.

Impacto da Interação e Redistribuição dos Fluidos com a DVM.

Porquê:
Pressão Dirigida: Essas manobras ajudam a vencer a resistência natural, como válvulas venosas ineficientes, empurrando o sangue para o coração.

3. Reflexos Vasomotores: A DVM ativa reflexos que aumentam o tônus das veias.

Porquê:
Melhoria do Tônus Venoso: Fortalece as paredes dos vasos, facilitando o fluxo sanguíneo e prevenindo a insuficiência venosa.

Preparação Estratégica na DVM

Preparar os tecidos antes das manobras de DVM facilita o retorno venoso e traz benefícios à saúde vascular.

Porquê:
Facilitação do Fluxo Sanguíneo: Tecidos relaxados permitem uma circulação mais eficaz, diminuindo a pressão nas extremidades.

Redução da Resistência Vascular: A preparação tecidual facilita o fluxo sanguíneo de volta ao coração.

Benefícios da Preparação Estratégica

1. Otimização da Circulação: Melhora a resposta dos tecidos às manobras da DVM.

Impacto da Interação e Redistribuição dos Fluidos com a DVM.

Porquê:
Maior Eficiência: Tecidos bem preparados respondem melhor às técnicas aplicadas.

2. Prevenção de Lesões: Reduz o risco de tensão muscular durante o tratamento.

Porquê:

Redução da Tensão: Tecidos relaxados têm menor propensão a lesões.

3. Melhoria da Qualidade Sanguínea: Aumenta a oxigenação dos tecidos.

Porquê:

Melhor Nutrição Tecidual: Tecidos bem oxigenados recebem mais nutrientes e respondem melhor às técnicas de DVM.

Influência das Manobras de Pressão

Manobras de pressão, como amassamentos e deslizamentos profundos, têm impacto direto na circulação dos fluidos corporais.

1. Amassamentos: Estimulam o fluxo sanguíneo e linfático por meio da compressão rítmica dos tecidos.

Porquê:
Facilitação do Fluxo: As compressões rítmicas ajudam a impulsionar o sangue e a linfa, promovendo o retorno venoso.

Impacto da Interação e Redistribuição dos Fluidos com a DVM.

2. Deslizamentos: Movimentos contínuos aumentam o fluxo sanguíneo nos tecidos superficiais.

Porquê:
Melhoria do Fluxo Superficial: Movimentos suaves ajudam a circulação, melhorando a oxigenação e a nutrição celular.

3. Deslizamentos Profundos com Bombeamentos: Alcançam camadas mais profundas, melhorando a circulação nas áreas de maior densidade tecidual.

Porquê:
Melhoria da Circulação Profunda: A pressão profunda estimula o fluxo sanguíneo nos tecidos mais densos.

Benefícios das Manobras de Pressão sobre os Tecidos

1. Melhor Absorção e Oxigenação: Promovem a entrega eficiente de oxigênio e nutrientes.

Porquê:
Aumento da Eficiência Metabólica: Tecidos oxigenados funcionam de maneira mais eficiente, promovendo a regeneração celular.

2. Promoção da Nutrição Tecidual: O fluxo sanguíneo aumentado facilita a chegada de nutrientes essenciais aos tecidos.

Impacto da Interação e Redistribuição dos Fluidos com a DVM.

Porquê:
Saúde Celular: Tecidos bem nutridos têm melhor desempenho em seus processos metabólicos, auxiliando na regeneração e manutenção da função celular.

3. Remoção de Resíduos Metabólicos: As manobras de pressão facilitam a remoção de dióxido de carbono e outros resíduos metabólicos dos tecidos.

Porquê:
Eliminação de Resíduos: A remoção adequada de resíduos metabólicos previne o acúmulo de substâncias tóxicas, mantendo um ambiente saudável para as células e evitando danos metabólicos.

4. Redução de Edema: A redistribuição do fluido intersticial e a estimulação do sistema linfático ajudam a reduzir o edema.

"A massagem com técnicas de amassamento é altamente eficaz na redistribuição dos fluidos corporais, ajudando a melhorar a circulação de nutrientes e oxigênio nos tecidos, o que é essencial para a manutenção da saúde e recuperação dos músculos" (Naipo, 2024).

Impacto da Interação e Redistribuição dos Fluidos com a DVM.

Porquê:
Saúde Celular: Tecidos bem nutridos têm melhor desempenho em seus processos metabólicos, auxiliando na regeneração e manutenção da função celular.

3. Remoção de Resíduos Metabólicos: As manobras de pressão facilitam a remoção de dióxido de carbono e outros resíduos metabólicos dos tecidos.

Porquê:
Eliminação de Resíduos: A remoção adequada de resíduos metabólicos previne o acúmulo de substâncias tóxicas, mantendo um ambiente saudável para as células e evitando danos metabólicos.

4. Redução de Edema: A redistribuição do fluido intersticial e a estimulação do sistema linfático ajudam a reduzir o edema.

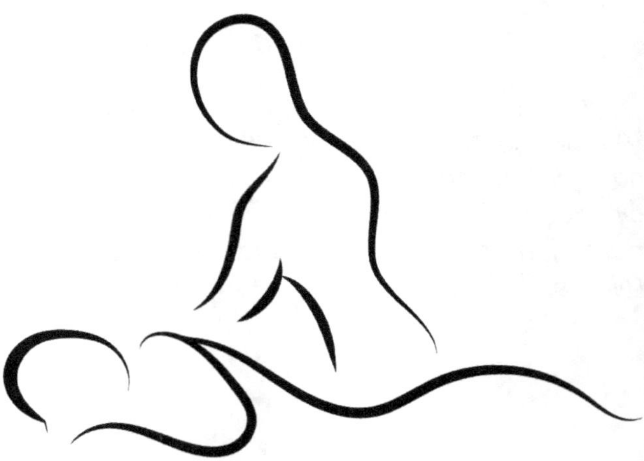

Imagem: Massagem
Fonte: Aplicativo Canva.

Impacto da Interação e Redistribuição dos Fluidos com a DVM.

Porquê:
Prevenção do Acúmulo de Líquidos: A drenagem eficiente de fluidos previne a formação de inchaços, mantendo o equilíbrio hídrico nos tecidos e promovendo uma resposta inflamatória mais controlada.

5. Melhora da Função Imunológica: A estimulação da circulação linfática apoia o funcionamento do sistema imunológico.

Porquê:
Facilitação da Remoção de Patógenos: O movimento da linfa impulsiona a ação das células imunológicas, promovendo a remoção de patógenos e resíduos celulares, fortalecendo a capacidade de resposta do organismo.

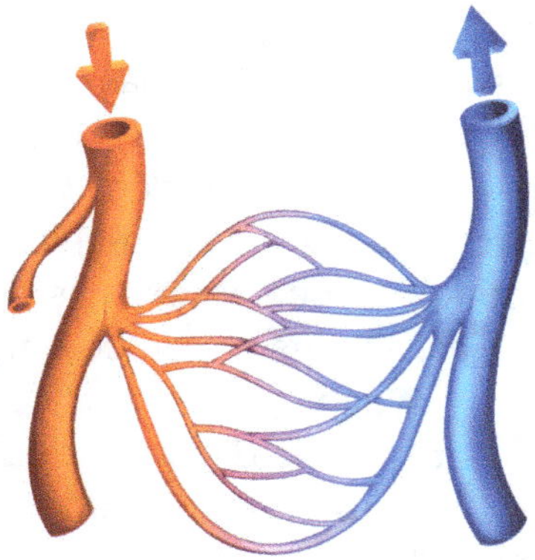

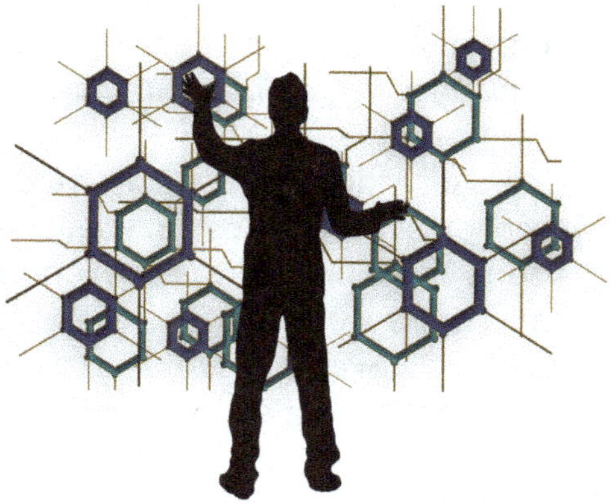

Imagens: Vasos Sanguíneos; Sistemático.
Fonte: Aplicativo Canva.

Impacto da Interação e Redistribuição dos Fluidos com a DVM.

Compreender os mecanismo s de ação das manobras de pressão e seus impactos nos fluidos corporais é determinante para a aplicação eficaz da Drenagem Venosa Manual (DVM). Esse conhecimento permite ao terapeuta identificar o momento ideal para cada manobra, garantindo precisão e assertividade na escolha e execução das técnicas. Ao dominar essas interações, o profissional consegue ajustar as manobras de forma a maximizar os benefícios terapêuticos, promovendo uma circulação sanguínea e linfática mais eficiente e uma redistribuição equilibrada dos fluidos corporais.

A DVM, com seu foco no retorno venoso e na otimização dos eventos circulatórios, mostra-se uma técnica profundamente eficaz na manutenção da saúde vascular. Ao trabalhar diretamente sobre os tecidos, as manobras não só favorecem a eliminação de líquidos em excesso, mas também estimulam a remoção de resíduos metabólicos e a melhora na oxigenação tecidual. Esse processo gera uma resposta positiva nos sistemas circulatório e linfático, reduzindo o risco de acúmulo de toxinas e prevenindo edemas.

Além disso, o impacto da DVM na saúde geral vai além dos aspectos fisiológicos imediatos. A prática regular dessa técnica pode contribuir para a prevenção de complicações associadas à má circulação, como a estase venosa crônica, ao mesmo tempo em que promove uma sensação de bem-estar. A combinação entre a precisão técnica e o conhecimento profundo sobre a dinâmica dos fluidos faz da DVM uma abordagem que beneficia tanto a recuperação tecidual quanto a manutenção de uma boa condição física geral.

Impacto da Interação e Redistribuição dos Fluidos com a DVM.

Em síntese, a DVM oferece uma abordagem terapêutica que alia conhecimento científico a práticas manuais especializadas. O domínio das manobras, aliado à compreensão detalhada das respostas fisiológicas dos tecidos, permite alcançar resultados significativos, refletindo diretamente na qualidade de vida dos clientes. Dessa forma, a técnica reafirma seu papel como um recurso altamente valioso, capaz de otimizar a saúde circulatória, equilibrar os fluidos corporais e proporcionar efeitos duradouros na saúde e bem-estar dos pacientes.

"A técnica de amassamento na massagem promove uma redistribuição eficaz dos fluidos nos tecidos, melhorando a circulação sanguínea e linfática. Isso facilita a entrega de oxigênio e nutrientes essenciais às células, o que é fundamental para a nutrição e oxigenação dos tecidos, promovendo a saúde e a recuperação muscular" (Ogawa, 2024).

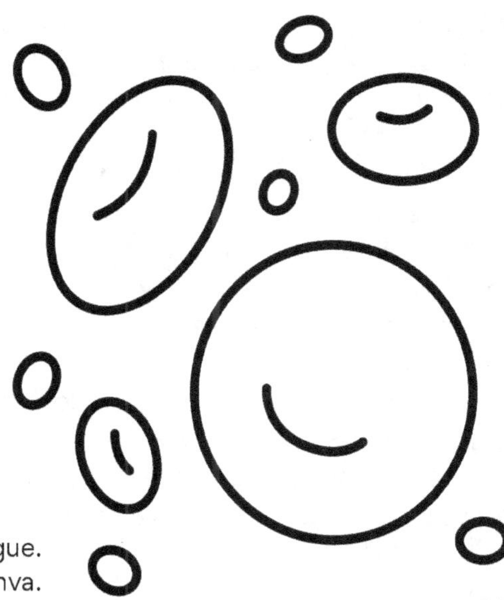

Imagem: Figura gráfica do sangue.
Fonte: Aplicativo Canva.

Capítulo 10
Complementaridade, Diferenças e Considerações Anatômicas e Fisiológicas na Execução da DLM e da DVM

A complementaridade, as diferenças e as considerações anatômicas e fisiológicas entre o sistema linfático e o sistema cardiovascular são suma importância para compreender a execução da drenagem linfática manual (DLM) e da drenagem venosa manual (DVM). Segue uma análise comparativa, visando elucidar, de forma aprofundada, a relevância de uma execução precisa para objetivos terapêuticos específicos.

Explorando o Sistema Linfático: Estrutura e Funcionamento

O sistema linfático desempenha um papel relevante na circulação e manutenção da saúde, servindo como via complementar ao sistema sanguíneo ao retornar líquidos intersticiais à corrente sanguínea sob a forma de linfa. Estendendo-se por todo o corpo, desde a pele até estruturas profundas, como músculos, seus capilares iniciais, com paredes finas e células endoteliais pouco aderentes, permitem a absorção de fluidos e partículas que os capilares sanguíneos não conseguem remover eficientemente.

Diferentemente dos capilares, os coletores linfáticos têm válvulas que asseguram o fluxo unidirecional da linfa, evitando o refluxo. Dotados de uma estrutura com três camadas - adventícia, média e íntima - os coletores linfáticos garantem a condução da linfa até os gânglios linfáticos.

Os gânglios, distribuídos ao longo dos vasos linfáticos, variam em tamanho conforme o estado do organismo. Eles são filtros que retêm e destroem bactérias e partículas maiores, evitando que essas substâncias retornem ao sistema circulatório.

Complementaridade, Diferenças e Considerações Anatômicas e Fisiológicas na Execução da DLM e da DVM

O movimento da linfa depende de diversos mecanismos, incluindo a contração da musculatura lisa dos grandes vasos, como o ducto torácico, cuja camada de fibras musculares lisas assegura o fluxo cranial da linfa até os ângulos venosos, entre as veias jugular interna e subclávia.

Além das contrações musculares, o fluxo linfático é impulsionado pela ação dos músculos esqueléticos, pelos movimentos passivos do corpo, pelas pulsações arteriais e pela compressão externa dos tecidos. Mesmo os capilares linfáticos, desprovidos de músculos lisos, utilizam fibras mioendoteliais que auxiliam no fluxo da linfa para os coletores maiores.

Assim, o sistema linfático contribui para a recuperação e reintegração dos fluidos intersticiais no sistema circulatório, promovendo o equilíbrio corporal de forma eficaz e natural.

Para comparar o sistema linfático ao cardiovascular, ambos componentes do sistema circulatório, é essencial explorar suas características estruturais e funcionais no contexto do retorno venoso e do transporte da linfa.

Sistema Cardiovascular

Auxílio ao Retorno Venoso

Mecanismos: O retorno venoso é favorecido por estratégias como a contração muscular, válvulas nas veias que impedem o refluxo, e a compressão dos tecidos durante movimentos corporais.

Justificativa: A eficiência do retorno venoso é fundamental para manter a pressão arterial adequada e garantir a perfusão dos tecidos.

Complementaridade, Diferenças e Considerações Anatômicas e Fisiológicas na Execução da DLM e da DVM

Sistema Linfático

Auxílio ao Carreamento da Linfa

Mecanismos: A linfa é transportada pela contração dos músculos esqueléticos, além de movimentos passivos. As válvulas nos vasos linfáticos asseguram o fluxo unidirecional e evitam refluxo.

Justificativa: O transporte eficaz da linfa regula o equilíbrio hídrico, facilita a absorção de nutrientes e desempenha um papel na defesa imunológica.

Comparação Detalhada

1. Estrutura e Composição

O sistema cardiovascular consiste em vasos com paredes musculares espessas, capazes de suportar altas pressões e manter o fluxo contínuo de sangue oxigenado. Em contraste, os vasos linfáticos têm paredes mais delgadas, adequadas para absorção de fluidos e partículas sem a necessidade de alta pressão.

2. Funcionalidade e Propósito

O sistema cardiovascular se concentra no transporte eficiente de nutrientes e gases respiratórios, mantendo o equilíbrio celular e sistêmico. O linfático, por sua vez, remove resíduos metabólicos e ativa a resposta imune, defendendo o organismo contra infecções.

Complementaridade, Diferenças e Considerações Anatômicas e Fisiológicas na Execução da DLM e da DVM

3. Mecanismos de Transporte

O sistema cardiovascular depende da contração cardíaca para impulsionar o sangue, enquanto o linfático depende das contrações musculares e compressões teciduais. Cada sistema é adaptado às suas funções específicas.

4. Regulação e Adaptação

O sistema cardiovascular é regulado por mecanismos hormonais e neurais, ajustando o fluxo conforme as demandas metabólicas. O sistema linfático responde a variações de pressão intersticial e presença de substâncias estranhas, mantendo o equilíbrio corporal.

Embora integrados, esses sistemas têm estruturas, funções e mecanismos de transporte ajustados para atender a diferentes demandas fisiológicas. O cardiovascular é responsável pelo transporte de nutrientes e gases, enquanto o linfático remove resíduos e ativa a imunidade. Essas adaptações destacam a complementaridade dos sistemas no corpo humano, assegurando a preservação do equilíbrio interno.

Para uma análise mais detalhada das técnicas de DLM e DVM, é preciso considerar suas distinções anatômicas e fisiológicas, assim como os resultados terapêuticos específicos que cada técnica proporciona.

Complementaridade, Diferenças e Considerações Anatômicas e Fisiológicas na Execução da DLM e da DVM

Diferenciação entre DLM e DVM

Compreender por que DLM e DVM devem ser tratadas de forma distinta exige uma análise das abordagens e dos sistemas envolvidos: linfático e venoso, respectivamente. A DLM visa estimular o sistema linfático, utilizando movimentos suaves que mobilizam a linfa pelos vasos, desobstruem gânglios e reduzem edemas. A técnica é desenvolvida para evitar danos aos capilares frágeis e assegurar o fluxo da linfa.

A DVM, segundo o Método DVM Andrade, busca otimizar o retorno venoso. Com técnicas específicas de compressão e liberação, a DVM melhora a função das válvulas venosas, promovendo o retorno sanguíneo ao coração e reduzindo a estase venosa. Esses movimentos são ajustados às características anatômicas das veias, aplicando pressões controladas que evitam refluxo e maximizam o retorno sanguíneo.

A justificativa para a distinção entre essas técnicas está na natureza dos sistemas linfático e venoso. Os vasos linfáticos, mais delicados, requerem abordagens suaves, enquanto as veias, com válvulas resistentes, respondem melhor a compressões dirigidas. Dessa forma, as abordagens da DLM e da DVM, no Método DVM Andrade, são ajustadas para atender às necessidades fisiológicas de cada sistema, ampliando os benefícios terapêuticos. Esse ajuste resulta em tratamentos eficazes, que promovem a saúde linfática e venosa de maneira otimizada.

Complementaridade, Diferenças e Considerações Anatômicas e Fisiológicas na Execução da DLM e da DVM

"A circulação linfática é o final de um processo que se inicia com sistema sanguíneo. " (Borges, 2010.p.343)

"O sistema linfático associado ao sistema venoso regula o conteúdo hídrico do corpo. Caso haja a invalidação de uma dessas funções, poderá ser desencadeado o surgimento do edema." (Leduc e Leduc).

Conclusão

Chegamos ao ápice desta jornada fascinante através de "A Nova Drenagem, Drenagem Venosa Manual e o Futuro da Saúde Vascular, Parte 3". Nesta etapa, tão importante e cheia de grandes revelações, exploramos com mais detalhes os fundamentos da drenagem venosa manual, revelando seu papel indispensável na regulação da circulação sanguínea e no aprimoramento do retorno venoso. Ao longo das páginas, desvendamos descobertas impactantes e fundamentadas, que validam sua eficácia incontestável na promoção da saúde vascular e do bem-estar geral.

Investigamos profundamente os mecanismos da circulação sanguínea, destacando os múltiplos benefícios que a Nova Drenagem pode promover para a saúde vascular, desde a prevenção de disfunções circulatórias até a melhoria significativa na qualidade de vida dos pacientes, ou clientes. Complementarmente, ressaltamos a importância da drenagem linfática manual, integrando-a como parte essencial em tratamentos que necessitam de uma abordagem ainda mais eficaz em determinados casos.

Ao apresentar a Drenagem Venosa Manual pelo Método DVM Andrade, não apenas reforçamos sua autenticidade e inovação, mas também marcamos um ponto significativo na evolução das práticas terapêuticas. Este trabalho não apenas consolida uma terapia emergente, mas também a posiciona como uma ferramenta essencial na promoção da saúde vascular e do bem-estar geral.

Conclusão

Como criadora desta abordagem pioneira, sinto-me privilegiada por contribuir para avanços significativos nas abordagens clínicas, na fisioterapia, na estética e na massoterapia, incentivando uma nova era na terapia manual. Convido todos a continuarem explorando esta jornada de descobertas e aprofundamentos, com a certeza de que a quarta parte revelará ainda mais insights e refinamentos que moldarão o futuro da Nova Drenagem.

Que cada capítulo desta coletânea inspire novos aprendizados, reflexões profundas e a busca contínua pela excelência na promoção da saúde vascular e do bem-estar integral.

Preparem-se para surpresas ainda mais fascinantes e revelações que certamente expandirão nossa compreensão e prática da Nova Drenagem.

Bibliografia

BORGES, Fábio dos Santos. Dermato - Funcional: Modalidades Terapêuticas nas Disfunções Estéticas. 2.Ed. São Paulo: Phorte, 2010.

BORGES, Fábio dos Santos; SCORZA, Flávia Acedo. Terapêutica em Estética: conceitos e técnicas. 1. ed. São Paulo: Porto, 2016.

DOUGLAS, Carlos Roberto. Tratado de Fisiologia Aplicada às Ciências Médicas. 6. ed. Rio de Janeiro: Guanabara Koogan, 2006.

GUIRRO, Elaine; GUIRRO, Rinaldo. Fisioterapia Dermato-Funcional: Fundamentos, Recursos, Patologias. 3.Ed São Paulo: Manole, 2004.

BENNETT, J. Claude. Et Al. Cecil- Tratado de Medicina Interna. 21. Ed. Rio de Janeiro: Guanabara Koogan, 2001.

BRAUN, Mary Beth; Simonson, Stephanie J. Introdução à Massoterapia. Barueri: Manole, 2007.

Herpertz, Ulrich. Edema e Drenagem Linfática: Diagnóstico e Terapia do Edema. 2.Ed. São Paulo: Roça, 2006.

Guyton, Arthur C.; Hall, John E. Tratado de Fisiologia Médica. 10.Ed. Rio de Janeiro: Guanabara Koogan, 2002.

Fattini, Carlo Americo; Dangelo, José Geraldo. Anatomia Humana Sistêmica e Segmentar. 3.Ed. São Paulo: Atheneu, 2011.

Fox, Stuart Irã. Fisiologia Humana.7.Ed. São Paulo: Manole, 2002.

Pabst, R.; Putz, R. Sobotta: Atlas de Anatomia Humana, V.1.22. Ed. Rio de Janeiro: Guanabara Koogan, 2006.

GARCIA, José H. R. Biofísica Fundamentos e Aplicações. São Paulo: Pearson Education, 2003.

HENEINE, I. F. Biofísica Básica. São Paulo: Atheneu, 2002.

OKUNO, E.; CALDAS, I. L.; CHOW, C. Física para Ciências Biológicas e Biomédicas. São Paulo: Harbra, 1996.

BISCONTI, A. V. et al. Evidências de melhora na função vascular sistêmica e local após treinamento de alongamento estático passivo a longo prazo do sistema musculoesquelético. The Journal of Physiology, 2020. Disponível em: https://www.sciencedaily.com/releases/2020/07/200702100528.htm. Acesso em: 27 ago. 2024. DOI: 10.1113/JP279866.

Bibliografia

Howley, Edward T.; Powers, Scott, K. Fisiologia do Exercício: Teoria e Aplicação ao Condicionamento e ao Desempenho. 3.Ed. São Paulo: Manole, 2000.

Leduc, A; Leduc, O. Drenagem linfática: teoria e prática. 2ed. Barueri: Manole. 2000.

Cassar, M-P. Manual de massagem terapêutica. Barueri: Manole. 2001.

Tacani, R. E.; Cervera, L. Técnicas manuais. Tratado de medicina estética. V.3. São Paulo: Roca, 2004.

Sousa-Rodrigues CF. Anatomia aplicada do sistema linfático. In: Pitta GBB, Castro AA, Burihan E, editores. Angiologia e cirurgia vascular: guia ilustrado. Maceió: UNICISAL/ECMAL & LAVA; 2003. Disponível em URL: http://www.lava.med.br//livro.

Hall, Susan J. Biomecânica Básica. 3.Ed. Rio de Janeiro: Guanabara Koogan, 2000.

BISCONTI, A.; CÈ, E. et al. Evidências de melhora na função vascular sistêmica e local após treinamento de alongamento passivo estático de longo prazo do sistema musculoesquelético. The Journal of Physiology, 2020.

GEORGE, Babu. The role of leg muscles in blood circulation. Happiest Health, 2023. Disponível em: https://www.happiesthealth.com/2023/11/flex-your-leg-muscles-to-keep-your-heart-healthy. Acesso em: 28 ago. 2024.

Tyldesley, Barbara; Grieve, June I. Músculos, Nervos e Movimentos na Atividade Humana. 3.Ed. São Paulo: Santos, 2006.

Rasch, Philip J. Cinesiologia e Anatomia Aplicada. 7.Ed. Rio de Janeiro: Guanabara Koogan, 1991.

Pedrosa, L.A. (2023). A Nova Drenagem: Conheça a Técnica de Drenagem Veno-Linfática Manual pelo Método DVL Pedrosa. 1º ed. Editora: Clube de Autores.

Pedrosa, L.A. (2023). Drenagem Venosa Manual: Uma Jornada Terapêutica pelo Método DVM Andrade. 1º ed. Editora: Clube de Autores.

Bibliografia

MSA Vascular Services. Exercícios para melhorar a circulação sanguínea. MSA Vascular Services, 2024. Disponível em: https://msapc.com/vascular-services/exercises-get-blood-pumping/. Acesso em: 28 ago. 2024.

The Iowa Clinic. Exercício para a saúde vascular. The Iowa Clinic, 2024. Disponível em: https://www.iowaclinic.com/specialties/heart-vascular/vascular-surgery/vascular-surgery-treatments/exercise-for-vascular-health/. Acesso em: 28 ago. 2024.

MSA Vascular Services. 7 dicas para melhorar o fluxo sanguíneo. MSA Vascular Services, 2024. Disponível em: https://msapc.com. Acesso em: 28 ago. 2024.

Laser Vascular Center. Exercício e saúde vascular: quais exercícios são melhores para o seu sistema circulatório? Laser Vascular Center, 2024. Disponível em: https://laservascularcenter.com. Acesso em: 28 ago. 2024.

Harvey, W. On the Motion of the Heart and Blood. In: The Circulation of the Blood and Other Writings, tradução de Kenneth J. Franklin, 1957. Disponível em: https://todayinsci.com. Acesso em: 28 ago. 2024.

Bodybuilding.com. Six Science Backed Ways to Optimize Your Circulation. Bodybuilding.com, 2023. Disponível em: https://www.bodybuilding.com/content/six-science-backed-ways-to-optimize-your-circulation.html. Acesso em: 28 ago. 2024.

Princeton Nutrients. Why Good Blood Circulation is Important for Overall Health. Princeton Nutrients, 2024. Disponível em: https://blog.princetonnutrients.com/why-good-blood-circulation-is-important-for-overall-health. Acesso em: 28 ago. 2024.

Cleveland Clinic. Pulmonary Veins: Anatomy and Function. Cleveland Clinic, 2024. Disponível em: https://my.clevelandclinic.org/health/body/21760-pulmonary-veins. Acesso em: 28 ago. 2024.

Bibliografia

Cleveland Clinic. Pulmonary Veins: Anatomy and Function. Cleveland Clinic, 2024. Disponível em: https://my.clevelandclinic.org/health/body/21760-pulmonary-veins. Acesso em: 28 ago. 2024.

Biology LibreTexts. Homeostatic Regulation of the Vascular System. Biology LibreTexts, 2024. Disponível em: https://bio.libretexts.org/Bookshelves/Anatomy_and_Physiology/Book%3A_Human_Physiology_(Wakim_and_Grewal)/06%3A_The_Cardiovascular_System. Acesso em: 28 ago. 2024.

American Heart Association. It's not just inspiration - careful breathing can help your health. American Heart Association, 2023. Disponível em: https://www.heart.org/en/news/2023/07/07/its-not-just-inspiration-careful-breathing-can-help-your-health. Acesso em: 28 ago. 2024.

Marini, J. J., Culver, B. H., Butler, J. Effect of positive end-expiratory pressure on canine ventricular function curves. Journal of Applied Physiology, 1981. Disponível em: https://doi.org/10.1152/jappl.1981.51.6.1367. Acesso em: 28 ago. 2024.

Scharf, S. M., Ingram, R. H. Influence of abdominal pressure and sympathetic vasoconstriction on the cardiovascular response to positive end-expiratory pressure. American Review of Respiratory Disease, 116, 1992. Disponível em: https://doi.org/10.1164/arrd.1982.116.4.661. Acesso em: 28 ago. 2024.

Marini, J. J., Culver, B. H., Butler, J. Effect of positive end-expiratory pressure on canine ventricular function curves. Journal of Applied Physiology, 51, 1981. Disponível em: https://doi.org/10.1152/jappl.1981.51.6.1367. Acesso em: 28 ago. 2024.

Bibliografia

Cleveland Clinic. Pulmonary Veins: Anatomy and Function. Cleveland Clinic, 2024. Disponível em: https://my.clevelandclinic.org/health/body/21760-pulmonary-veins. Acesso em: 28 ago. 2024.

Biology LibreTexts. Homeostatic Regulation of the Vascular System. Biology LibreTexts, 2024. Disponível em: https://bio.libretexts.org/Bookshelves/Anatomy_and_Physiology/Book%3A_Human_Physiology_(Wakim_and_Grewal)/06%3A_The_Cardiovascular_System. Acesso em: 28 ago. 2024.

American Heart Association. It's not just inspiration - careful breathing can help your health. American Heart Association, 2023. Disponível em: https://www.heart.org/en/news/2023/07/07/its-not-just-inspiration-careful-breathing-can-help-your-health. Acesso em: 28 ago. 2024.

Marini, J. J., Culver, B. H., Butler, J. Effect of positive end-expiratory pressure on canine ventricular function curves. Journal of Applied Physiology, 1981. Disponível em: https://doi.org/10.1152/jappl.1981.51.6.1367. Acesso em: 28 ago. 2024.

Scharf, S. M., Ingram, R. H. Influence of abdominal pressure and sympathetic vasoconstriction on the cardiovascular response to positive end-expiratory pressure. American Review of Respiratory Disease, 116, 1992. Disponível em: https://doi.org/10.1164/arrd.1982.116.4.661. Acesso em: 28 ago. 2024.

Marini, J. J., Culver, B. H., Butler, J. Effect of positive end-expiratory pressure on canine ventricular function curves. Journal of Applied Physiology, 51, 1981. Disponível em: https://doi.org/10.1152/jappl.1981.51.6.1367. Acesso em: 28 ago. 2024.

Bibliografia

Craighead, D. It's not just inspiration – careful breathing can help your health. American Heart Association, 2023. Disponível em: https://www.heart.org/en/news/2023/07/07/its-not-just-inspiration-careful-breathing-can-help-your-health. Acesso em: 28 ago. 2024.

Fessler, H.E. Heart-lung interactions: applications in the critically ill. European Respiratory Journal, 10, 1997. Disponível em: https://link.springer.com/article/10.1007/BF01705365. Acesso em: 28 ago. 2024.

Craighead, D. It's not just inspiration – careful breathing can help your health. American Heart Association, 2023. Disponível em: https://www.heart.org/en/news/2023/07/07/its-not-just-inspiration-careful-breathing-can-help-your-health. Acesso em: 28 ago. 2024.

The Compression Closet. Diaphragmatic Breathing & Lymphedema. The Compression Closet, 2024. Disponível em: https://www.thecompressioncloset.com/diaphragmatic-breathing-lymphedema/. Acesso em: 28 ago. 2024.

Lymphatic Yoga®. Deep Breathing and the Lymphatic System. Lymphatic Yoga Online Studio, 2024. Disponível em: https://lymphaticyoga.net/deep-breathing-and-the-lymphatic-system/. Acesso em: 28 ago. 2024.

Lymphatic Yoga®. Deep Breathing and the Lymphatic System. Lymphatic Yoga Online Studio, 2024. Disponível em: https://lymphaticyoga.net/deep-breathing-and-the-lymphatic-system/. Acesso em: 28 ago. 2024.

The Compression Closet. Diaphragmatic Breathing & Lymphedema. The Compression Closet, 2024. Disponível em: https://www.thecompressioncloset.com/diaphragmatic-breathing-lymphedema/. Acesso em: 28 ago. 2024.

Naipo. Kneading Therapy & Massage | Benefits, Techniques & Definition. NaipoStore, 2024. Disponível em: https://naipostore.com/blog/kneading-therapy-massage-benefits-techniques-definition. Acesso em: 28 ago. 2024.

Bibliografia

Ogawa. Massage Techniques: What is a Kneading Massage? Ogawa World USA, 2024. Disponível em: https://www.ogawaworldusa.com/blogs/health-and-wellness/massage-techniques-what-is-a-kneading-massage. Acesso em: 28 ago. 2024.

Muscolino, J. Can Massage Increase Blood Circulation? Learn Muscles, 2024. Disponível em: https://learnmuscles.com/can-massage-increase-blood-circulation. Acesso em: 28 ago. 2024.

Saitou, K., Sakitani, N., Lima, L. L. et al. Selective Effects of Manual Massage and Foam Rolling on Perceived Recovery and Performance: Current Knowledge and Future Directions Toward Robotic Massages. Frontiers in Physiology, 2018. Disponível em: https://www.frontiersin.org/articles/10.3389/fphys.2018.00506/full. Acesso em: 28 ago. 2024.

Stenbäck, V., Lehtonen, I., Mäkelä, K. A., et al. Effect of Single Session of Swedish Massage on Circulating Levels of Interleukin-6 and Insulin-like Growth Factor 1. International Journal of Molecular Sciences, 2024. Disponível em: https://www.mdpi.com/1422-0067/25/17/9135. Acesso em: 28 ago. 2024.

Tiidus, P., Shoemaker, J. Massage and ultrasound as therapeutic modalities in exercise-induced muscle damage. Canadian Journal of Applied Physiology, 1995. Disponível em: https://link.springer.com/article/10.1007/BF00412907. Acesso em: 28 ago. 2024.

CV Physiology. Factors Promoting Venous Return. CV Physiology, 2024. Disponível em: https://cvphysiology.com/cardiac-function/cf018. Acesso em: 28 ago. 2024.

Biology LibreTexts. Circulatory Pathways. Biology LibreTexts, 2024. Disponível em: https://bio.libretexts.org/Bookshelves/Anatomy_and_Physiology/Circulatory_Pathways. Acesso em: 28 ago. 2024.

Bibliografia

The Compression Closet. Diaphragmatic Breathing & Lymphedema. The Compression Closet, 2024. Disponível em: https://www.thecompressioncloset.com/diaphragmatic-breathing-lymphedema/. Acesso em: 28 ago. 2024.

Lymphatic Yoga®. Deep Breathing and the Lymphatic System. Lymphatic Yoga Online Studio, 2024. Disponível em: https://lymphaticyoga.net/deep-breathing-and-the-lymphatic-system/. Acesso em: 28 ago. 2024.

Lymphatic Yoga®. Deep Breathing and the Lymphatic System. Lymphatic Yoga Online Studio, 2024. Disponível em: https://lymphaticyoga.net/deep-breathing-and-the-lymphatic-system/. Acesso em: 28 ago. 2024.

The Compression Closet. Diaphragmatic Breathing & Lymphedema. The Compression Closet, 2024. Disponível em: https://www.thecompressioncloset.com/diaphragmatic-breathing-lymphedema/. Acesso em: 28 ago. 2024.

Laws of Brazil. Copyright Law in Brazil. Laws of Brazil, 2024. Disponível em: https://lawsofbrazil.com. Acesso em: 28 ago. 2024.

Fundação Biblioteca Nacional. Direitos Autorais e Registro de Obras Intelectuais. Biblioteca Nacional, 2024. Disponível em: https://www.bn.gov.br/servicos/direitos-autorais. Acesso em: 28 ago. 2024.

Ministério da Cultura. Convenção de Berna e Direitos Autorais no Brasil. Ministério da Cultura, 2024. Disponível em: https://www.cultura.gov.br/convencao-de-berna. Acesso em: 28 ago. 2024.

British Journal of Sports Medicine. Manual Chest Massage and Its Impact on Cardiopulmonary Function. BJSM, 2023. Disponível em: https://bjsm.bmj.com. Acesso em: 28 ago. 2024.

Journal of Bodywork and Movement Therapies. The Role of Manual Therapies in Cardiovascular and Respiratory Health. JBMT, 2023. Disponível em: https://www.bodyworkmovement.com. Acesso em: 28 ago. 2024.

Bibliografia

ScienceDaily. Comparing outcomes of device for chest compressions vs manual CPR. Disponível em: https://www.sciencedaily.com/releases/2013/11/131117155743.htm . Acesso em: 28 ago. 2024.

cpr123.com. Hands-Only vs. Traditional CPR: Comparing Effectiveness. Disponível em: https://www.cpr123.com/hands-only-vs-traditional-cpr-comparing-effectiveness. Acesso em: 28 ago. 2024.

www.ingramcontent.com/pod-product-compliance
Lightning Source LLC
LaVergne TN
LVHW010815051026
849532LV00007B/2547